誰にでもできる癒しの氣功
ハープ療法

浜島雲恵 著

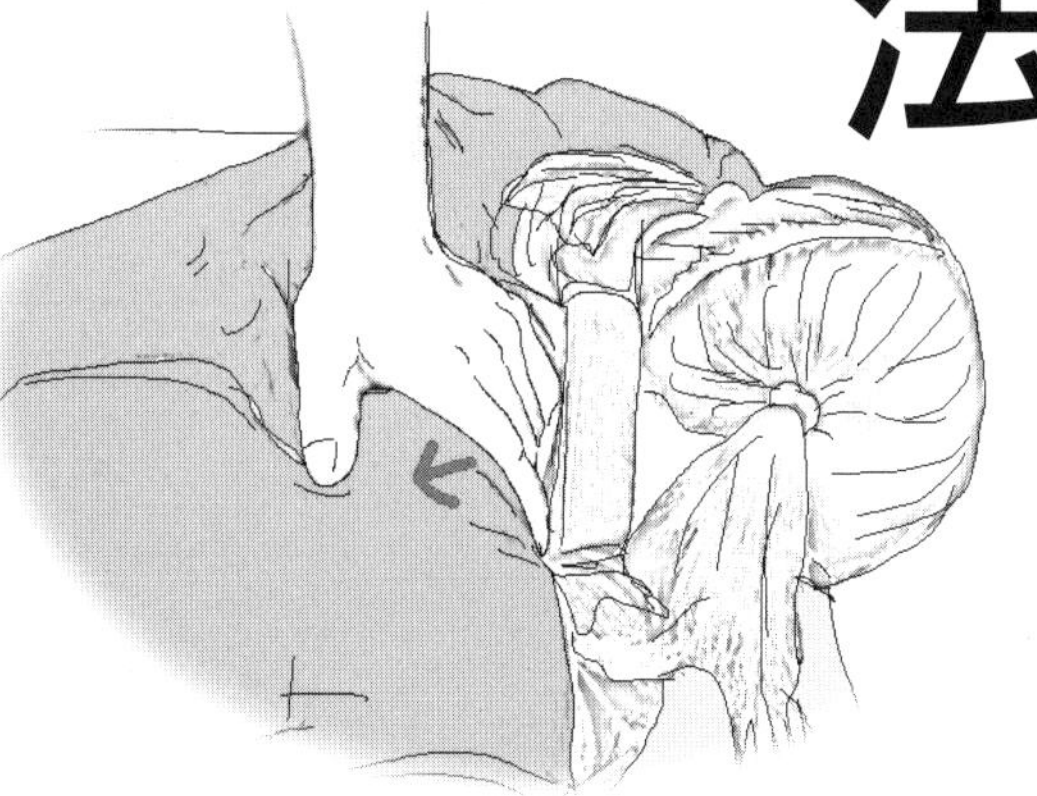

たにぐち書店

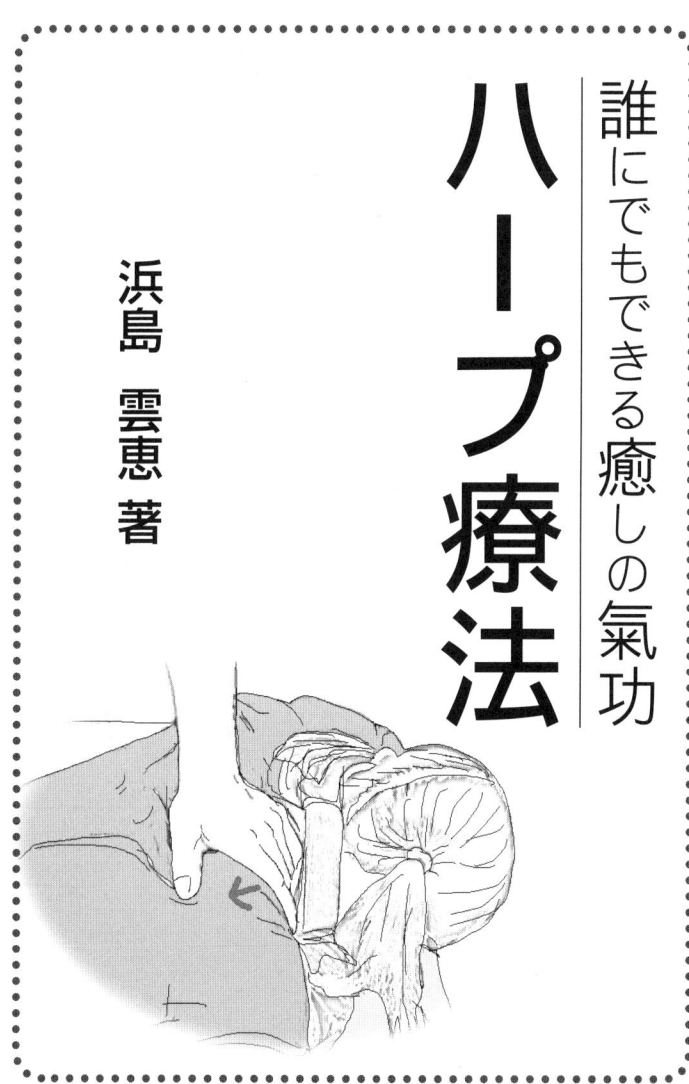

はじめに

本格的な癒しの時代の幕開け

世をあげて○○のブームである

あなたは、○○に、どんな言葉をあてはめますか?

人によってその答えは様々だと思いますが、この本を手にとったあなたは、少なくとも健康に興味があると考えてよいと思います

だれしも、病気で寝たきりの億万長者になるよりも、今の生活のままで健康に健やかにすごす方がいいに決まっています。健康が何よりの宝であることは誰も異存のないところでしょう。

しかし現代は、健康が水道の蛇口から流れ出てくる水のように、当たり前でなくなってきた時代になってしまいました。

「病気」とは言わないまでも、「病気予備軍」と呼びたいような人も多くなってきまし

た。

一日の疲れをその日のうちに癒すことが出来ずに次の日まで持ち越し、肩が凝る、足が痛い、腰痛、目の疲れ・・・など、ほとんどの人が何らかの体の不調を感じている状態です。

病気になって病院での治療を受けながらも、思ったように良くならない人で、温泉に行ったり、良いと言われる食べ物を食べたり、民間療法を渡り歩いたりしている人も、かなりの数にのぼりそうです。

ごく近年までは、「病気になる」ということが、そのまま死を意識するような時代が長く続いてきました。

それが近代における西洋医学の発達によって、ほとんどの病気は「治る?」病気に変わってきました。製剤・精密な検査方法などに裏打ちされた、現在の医療は、日本の保険制度に支えられて大きく発展してきました。

しかし、最近では、多くの人が東洋医学にも関心を寄せています。

いったい、それはなぜなのでしょうか?

それには、さまざまな答えが用意されていると思いますが、この本は、長年氣功師として多くの方々と接してきた私が、「氣功」という立場でそれについていろいろな角度からアプローチしてきた集大成です。

そしてまた、健康増進のために氣功教室に通ったり、具合が悪くて氣功師に氣功施術を受けたりするほかに、私たちは「氣功」でどんなことが出来るのかいろいろと研究した結果、私が考案した、誰にでも簡単に出来る「ハープ療法」というものについて書いています。

みなさまの生活をより豊かなものに変えるための一助になれば幸いです。

誰にでもできる癒しの気功「ハープ療法」◆目次

第1章　宇宙の氣と氣功・ハーブ療法

1　「氣」は誰にでも

「氣」は、目に見えず、手で触れるものではありません。ではなぜ、「氣」が存在するということがわかるのでしょう？

その前にちょっと考えてみてください。あなたは、「電気」や「電波」の存在を疑ってみたことがありますか？

「電気」や「電波」も、目に見えず、手で触れないのに、誰もがその存在を疑いません。それはどうしてでしょう？

「氣」は、体内を流れる血液のように、体の中を流れていると考えられています。

東洋医学では、そのことは先人達によって、「氣」は経験的に証明され、実際に生活に密着して、広く行われ続けてきました。

私たち氣功師にとって、「氣」は、目で見えるもの、感じるものでもあります。

体の不調を感じて、私の所へいらっしゃる方は、私の経験上、必ずどこか「氣」がとどこおっています。そして、その氣のとどこおりをスムーズにすることによって、その人の症状が軽減されるという結果になります。

私も、「氣」を扱う者のひとりとして、「氣」を現代の科学で解明したいと思ってきました。そしてすでに二十年以上も前に、その研究に協力するため、東北大学医学部の研究室に依頼されて「氣」の実験に参加したり、CTスキャンを受けたりもしました。

今はもっと検査の方法も進歩して、それまで以上に様々な角度から研究が進んでいるようです。

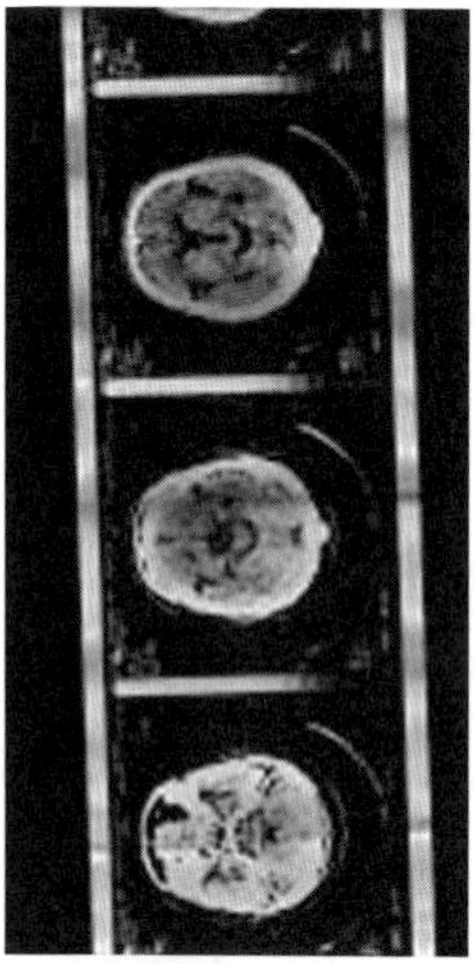

脳のCTスキャン

「氣」は、現代の科学で、だいぶ解明されてきたと言えるでしょう。しかし、まだまだ解明されていない部分も残されています。

それらは科学者におまかせするとして、私たちは、「氣」と、どのように関わっていったらよいのでしょうか。

「氣」を扱うことは決して一部の人だけのものではありません。テレビに登場する中国の氣功師は、この道何十年のベテランかも知れませんが、程度の差こそあれ、誰のてのひらからも「氣」は出ています。

「氣」は誰にでもあるものなのです。そして　その事実を最大限に利用し、相手の体の隅々にまで、生命エネルギーそのものである「氣」を送り込むことができたら、どんなに素晴らしいことでしょうか。

私は氣功師として、それができないかと長年研究してきました。

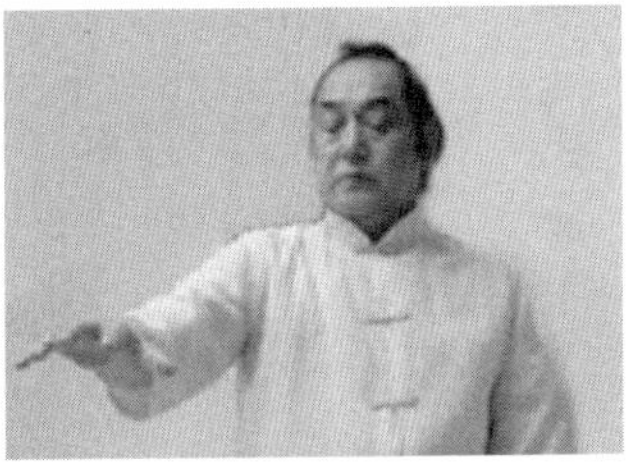

そしてその結果ハーブ療法を編み出したのですが、そのあとも、効果を試したり、改良し続けて、いちおうの完成をみるまでには随分時間がかかりました。
それは、私が「誰にでも簡単に出来る」ということに、あくまでもこだわったからでもあります。
中国における本格的な医療氣功による治療ができるようになるために、氣功師として私がしてきたような厳しい修行は、誰にでも出来るというわけではありません。しかし、日本でも、氣功による施術を求めている人たちはたくさんいるのです。

私は、誰にでも「氣」はあるのだから、それを使って、誰も出来る簡単な治療法はできないものかとずっと考えていました。

本格的な訓練を積んだ氣功師ほどではなくても、人間が本来持っている「氣」を使って、誰でもある程度の効果を上げることのできる方法が、きっとあるはずだと思ったのです。

もちろん、本格的な治療が出来れば言うことがありません。しかしある程度、癒しの方法を知っているだけで、私たちの生活は随分違ったものにもなるはずです。

ごく最近の例をあげますと、二十一歳の息子が交通事故で植物人間になってしまった人がいました。

東京都内の病院に入院したのですが、家は長崎で、母親は親類に泊まりきりで息子のために付き添っていました。

何の反応も無い息子を前に母親は、なんでも良いから出来ることはないかと、手足をなでさすったり、軽くマッサージをしたりしていたそうです。

もちろん、手から「氣」が出ているなどと考えてやったわけではありません。

そうして必死で何日も繰り返し続けていたところ、息子の足がぴくりと動くような反応がありました。

それには担当医も随分驚いたようでした。それに力を得て、担当医もいろいろと治療法を変えてみてくれるようになり、希望が見えてきました。

ある人の紹介で私のところへ氣功施術の依頼に来たのですが、私はそのとき、彼らのために本当に一番いい方法は何か、考えました。

そして、

「私も息子さんのために氣功施術に通うが、お母さん、あなたも氣功を覚えて毎日暇さえあれば息子さんのためにやってあげなさい。」

と言ったのです。

私のところでは、１００日間（約三ヶ月）の訓練をすれば、誰でもプロの氣功師として通用する医療氣功が出来るようになります。

そしてその言葉通りに、母親は息子の病院に通うかたわ傍ら、三ヶ月間、私のところでプロの氣功師になるのと同じ訓練をしました。

それこそ『母の一念』、必ず自分が息子を治して見せるとの強い精神力で本当によく頑張りました。そしてその成果を息子のために一生懸命やっていました。

病院の措置も良かったのでしょう。息子さんは奇跡のように意思で体の一部を動かせるようになりました。

それに勇気を得て、母親はますます一生懸命に自分の出来る限りのことをし続けました。そしてその結果、息子さんは少しずつ回復の兆しを見せ始め、数ヵ月後には、東京から、実家のある長崎の病院に転院することが出来るまでになったのです。

そういった例からもお分かりのように、プロの氣功師も必要ですが、それだけでなく、もっと手軽に普通の人にでも出来る療法があれば、どんなに良いでしょうか。

私が「誰にでも簡単に出来る」ということにこだわったのは、そういうこともひとつにはあったのです。

それからまたひとつの例ですが、お子さんを持った経験がある方は、小さい子供が夜中に熱を出して、病院が開くまで、まんじりともせず夜明けを待った経験が多分おありだろうと思います。

そんな時、自分が氣功施術のようなものを何か出来れば、どんなに心強いか知れません。

しかし寝ている子供の額にずっと手を当てていたり、私たちは知らず知らずのうちに、「お手当て療法」のようなことをしているのです。

子供が転んで膝をすりむいたときなどに、

「ちちんぷいぷい、痛いの痛いの、飛んでゆけ〜。」

などと言いますが、東洋医学の立場から言えば、単なる気休めではなく、充分な根拠のあることだと言わねばなりません。

たとえば、病院に通うほどではないのだけれど、いつもどこかが痛かったり、毎日毎日の疲れが抜けなかったり、夜よく眠れなかったりしたとき、みなさんがそれを自分自身で癒す方法を知っていれば、こんなに素晴らしいことはありません。

だからこそ「誰にでも出来て簡単」であることが重要なのです。

2　ハープ療法は手を当てた「氣功」

ところで、ハープ療法は、簡単に言うと、氣功を使ったお手当て療法の変形だということができます。

しかし、単に手を当てただけなのと、まったく違うことは、その手の動きにあります。

円を描くようにリズミカルに手を動かしていくことが、掌から出ている「氣」を体のすみずみにまで運びます。

だんだんそれに慣れてくると、手を円を描くように動かすことによって、筋肉の隙間や、内臓の隙間に、「氣」が、入っていく様子を、ありありとイメージできるようになっていきます。

円を描くように手を動かしていくと、疲れや緊張で硬くこわばった筋肉が、やわらかくなってゆくのが感じられます。

ためしに、手を円を描くように動かさずに、往復運動に変えてみてください。すると、やってもらう人の体が、動かなくなってしまうのに気づくはずです。

手の動きが円を描いているときは、体のどこをやっていても、やってもらう人の足の先までが揺れているのが確認できます。

それだけに、「氣」が体の隅々にまで行き渡り、体中の筋肉が自然にやわらかくほぐれていくことが、お分かりでしょう。

そしてまた、ハープ療法は、意識がとても重要です。

ただな撫でさす擦るだけではなく、意識を使って、「氣」を体の隅々にまで入れてやるようなイメージで行うと、そうでないときに比べて、効果がまるで違ってきます。

それはやってもらう相手の方にも以心伝心のように伝わるので、気をつけて意識を入れてやったときは、相手が特に気持ちが良いと感じるのです。

意識（積極的に意思を使うという意味において意念とも言います）を使った、そういった側面は、氣功とまるで同じです。

氣功も意識をはずしてしまうと、それまで感じていた「氣」が、まるで何も無くなってしまうように感じるのです。

ですからハープ療法に「意識」をプラスすることによって、かなりの成果をあげることが出来ると言えるでしょう。

ハープ療法は、ゴシゴシと力を入れる必要はありません。むしろ、ハープ療法の特質から言うと、逆効果になりかねません。ハープ療法は、軽いタッチで皮膚への刺激を与えることがより大きな効果を生むからなのです。

だから、極端に言うと、やっているほうの人は何時間やっても疲れないのが特徴なのです。

ある程度は力を入れないと効果が無いのではないかと心配する人がいますが、「力」で押せば皮膚も「力」で押し返しますから、緊張してしまいます。ハープ療法の場合は力で癒すのではなく、「氣」の力で癒すので、むしろ相手の方がリラックスして力を抜いているような状態のほうが効果が出やすいのです。

3 体は小宇宙

中国では、昔から「一家に一人、氣功をよくする者が居れば、その家は栄え、一村に一家、氣功をよくする家があればその村は栄える」という言い伝えがあります。それはどういうことなのでしょう。

氣功とは中国古来の健康法です。人間が、本来持っている生命力を高め、その潜在力を引き出すための、すべての「東洋的心身修行」を「氣功」と呼んでいます。

そしてまた「氣」とは、宇宙に存在する、様々なエネルギーの総称と言えます。

地球上に存在する、一木一草なりとも、この宇宙エネルギー、「氣」の存在なくては在りえません。

例えば、自然界にある「陽氣」「陰氣」、人体に宿る、「元気」「病気」などのすべては「氣」と言えるでしょう。

中国の古典「荘子」によれば、人間の『生』は、「氣」の集まりであり、「氣」が散ることを『死』と記しています。

つまり、生きている限り「氣」があり、「氣」が無くなってしまうと「死」んでしまう、つまり、『氣』＝『生命』ということです。

「氣」は誰にでも存在しているのです。

「元気」の本来の意味は、生命の『元』の「氣」ということです。

では、「元気」な状態と、「病気」の状態は、どう違うのでしょうか?

「氣」がバランスよく正常に働いている時を「元気」な状態と呼び、そして、そうでない時は、「氣」が「病」んでいる状態、つまり「病気」ということになります。

「氣」は血液のように、体のすみずみまで流れています。そしてそれがいつもよどみなく流れているのが元気な状態なのです。

ですから、一家に一人、氣功をする人がいるとその家が栄え、一村に一人、氣功をする人がいるとその村が栄えるということは、病気を治し、健康を維持する方法を知る人がそこにいれば、その家に、またはその村に、幸運を運んでくると解釈することができます。

さて、「氣功」ですが、「氣功」という呼び名はそう古いものではありません。1957年に中国の劉貴珍という人が著書の中でそう呼んだのが始まりです。

しかし氣功（氣を高めたり氣を出したりする訓練）自体は中国の最古の昔からあるということが判っています。

氣功の「氣」という文字には『呼吸』の意味が含まれており、「功」の文字には、意識的に絶えず呼吸や姿勢を調整し練習するという意味があります。

これは、氣功を行う上で大切な三調（調身・調息・調心）に通じ、姿勢を整え、呼吸を整え、意識を整えることをすべて含んでいます。

ハーブ療法も、三調を知ったうえでやると、さらに効果がありますので、これを意識してやるようにしてみてください。どんどん上達していきます。

「氣の鍛錬」（氣功の訓練）は、自分自身の意識によって「氣」を引き出し、「氣」の通り道をスムーズにします。

それによって内臓など、体のいろいろな器官の機能を活性化し強化することができます。そしてまた、「氣」の運行によって「元気」が強化されます。

氣功をすることによって病気の治療の効果が出やすくなります。そしてまた、体が健康になり丈夫になっていきます

「氣功」は、日常とは違う意識で、自分自身の生命《いのち》（元の氣）と向かい合い、ゆったりとした気持ちの良い「氣」の中で、自分自身を知る健康法です。

古くから「病は気から」と言うことわざがあるくらい、心と病気とは密接な関係があることは知られています。

最近ではこの言葉の意味は「気持ちの持ちようで病気が良くなったり悪くなったりする」というふうにとらえられています。

しかし本来の意味は、あらゆる病気は「氣」の乱れによって引き起こされるのだということをさしています。

それに、たいへん有効なのが「氣功」です。

「氣功」は自分の意思・意識によって、生命そのものである「氣」（もとの氣元気）をコントロールし、強くしていく方法ですから、「元の氣」を強くすることで、体の免疫力・自然治癒力・新陳代謝を高め、血行などを活性化させることで、健康を維持することができます。

そしてまた、氣功の鍛錬（氣功の訓練）とは、意識の作用によって、（意思によって）自分自身の心身を鍛練することでもあります。

氣功の練習を続けていくと、知らず知らずのうちに、生きる姿勢が整ってきて、人の意見や周りの環境などに、左右されない自分自身の核のようなものが育ってきます。

それからまた、自分自身の意思によって生命をセルフコントロールし、病気を取り除いて健康維持することが出来るのが、氣功のひとつの特徴でもあります。

氣功は長寿をはかるための科学であるとともに、人体の「元気」を鍛錬し、体質を改善・強化するためのものであると言えるでしょう。

氣功は、中国四千年の歴史が育《はぐく》んできた、人類の根源に関わると言ってよいほどの健康法なのです。

ハープ療法は、それらをうまく組み合わせて、「氣」の力が体の隅々まで行き渡るようにすると同時に、ボディータッチによって、現代人が忘れていたスキンシップの不足を補って精神の安定を引き出す方法でもあります。

ハープ療法で癒す方も、癒される方も、「氣」というエネルギーが入ることによって、終わったあとは、すがすがしい気持ちを味わいます。

特に、ハープ療法を受けた方の人は、気持ちが良くて脳波がアルファー波になっているので、心も体も、なんとなく夢見ごこちのような、ボーっとしたような感じになる方が多いようです。

そして、アルファー波状態になると、細胞の新陳代謝が活性化され、細胞がどんどん若返って、痛みや苦しみが癒されることが証明されています。

中にはどうしても強く押して欲しいという方がいますが、なぜハープ療法が良いのかというと、強く押さないからだということを、よく説明する必要があります。

ひどく肩が凝っていたりなど、自覚症状が強い人ほど、強く押したりすると、『気持ちがいい』感じを受けますが、それは一時的なもので、コリをまわりに分散しているだけで、根本的に【凝り】を無くすことにはなりません。

ハープ療法の掌の回転運動は、体の組織の隅々にまで「氣」のエネルギーを送り、溜まっている「氣のよどみ＝コリ」を、分解させ、体の外に出すことができます。

それには、体を強く押すと、筋肉が凝縮して固くなり、「氣」がかえって入りにくくなってしまうので、軽く、やさしく、それこそ赤ん坊をあやすように、円運動をしながら皮膚に直接働きかけることが重要なのです。

第2章 人体波動調整法

1 「ハーブ療法」

私自身、長年にわたって氣功を鍛錬し、様々な治療体験や経験を積んで、いろいろなことに気付き、学んできました。

その中で、だいぶ以前から、人体が固有の振動（＝波動）を発していることは、体験的に判っていました。

それは何度も自分自身を実験台にして「氣」が引き起こす現象を、科学的に解明しようと努力してきたこともありますし、今までたくさんの方々に「外氣治療」をおこなってきたからこそ、確信を持つことが出来るのです。

病気の原因になっている「氣」の乱れを「外氣」によって調整し、人間が本来持っている健康な姿に戻す方法が、私のおこなっている「中国氣功療術」です。

氣功療術は中国において「氣」の作用によって相手の体に直接触れなくても物理的作用があると考えられ、体に触れない「氣功療法（外氣療法）」が絶大な効果をあげています。日本において「氣功療法」は、これまでに鍼灸や指圧、整体など、おもに体を刺激する療法を受けていた人には物足りなく感じてしまうという声が多く聞かれました。

ですからそれを補い、さらに効果的な方法はないかと、整体法・お手当て療法などの良い所を研究した結果、誰にでも簡単に出来る「(注) ハープ療法」を編み出しましたので、ここでご紹介しましょう。

(注)（The Human Body Undulation Physical Regulate Therapy-HURP=略してハープ療法）
(注) 詳しくは拙著『癒しの時代の健康法』展望社発行を参照して下さい。

「ハープ療法」は、皮膚への軽い刺激で、直接「氣」を入れることができ、そうすることによって「肉体」と「氣からなる体」つまり人間の体全体の波動を一度に整えることが出来る療法です。

任《にん》脈《みゃく》

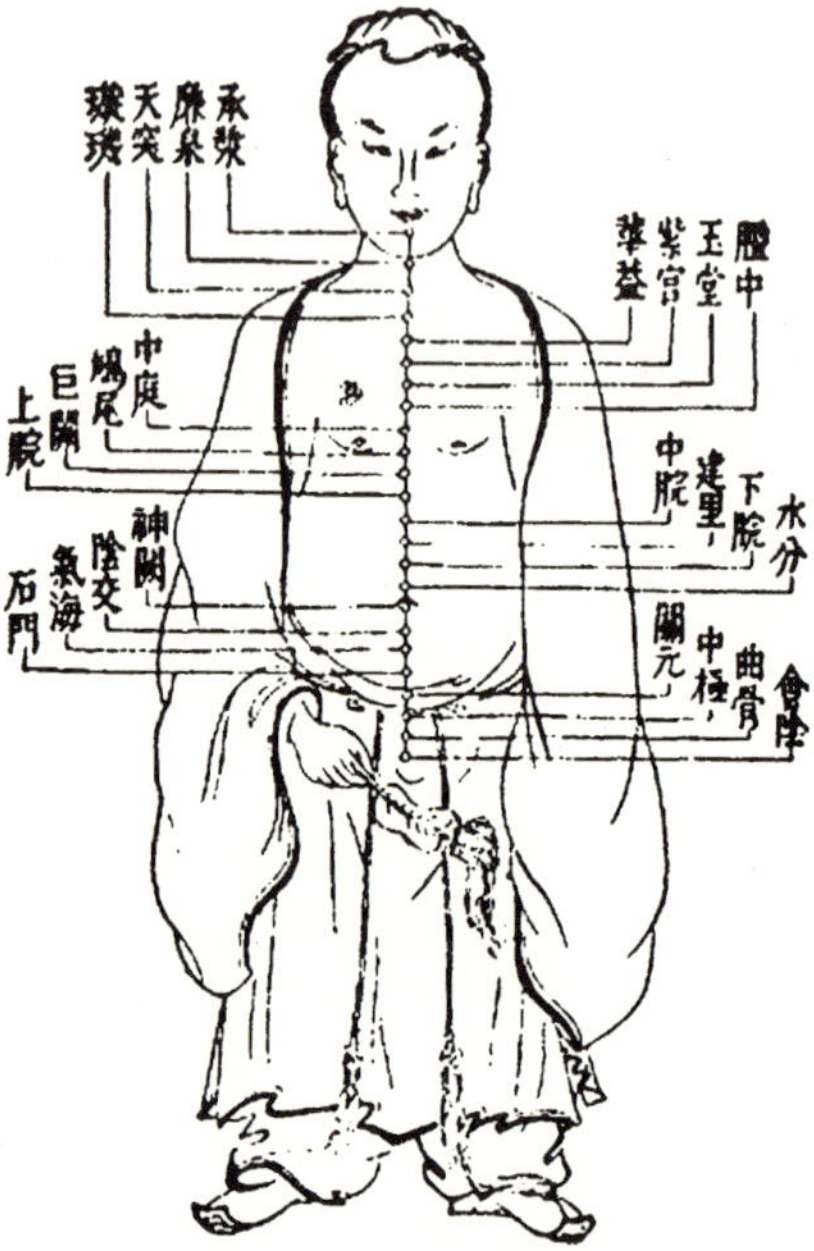

会陰《えいん》　曲骨《きょくこつ》
中極《ちゅうきょく》　関元《かんげん》
石門《せきもん》　気海《きかい》
陰交《いんこう》　神闕《しんけつ》
水分《すいぶん》　建里《けんり》
巨闕《こけつ》　鳩尾《きゅうび》
中庭《ちゅうてい》　膻中《だんちゅう》
玉堂《ぎょくどう》　紫宮《しきゅう》
華蓋《かがい》　天突《てんとつ》
廉泉《れんせん》　承漿《しょうしょう》

督《とく》脈《みゃく》

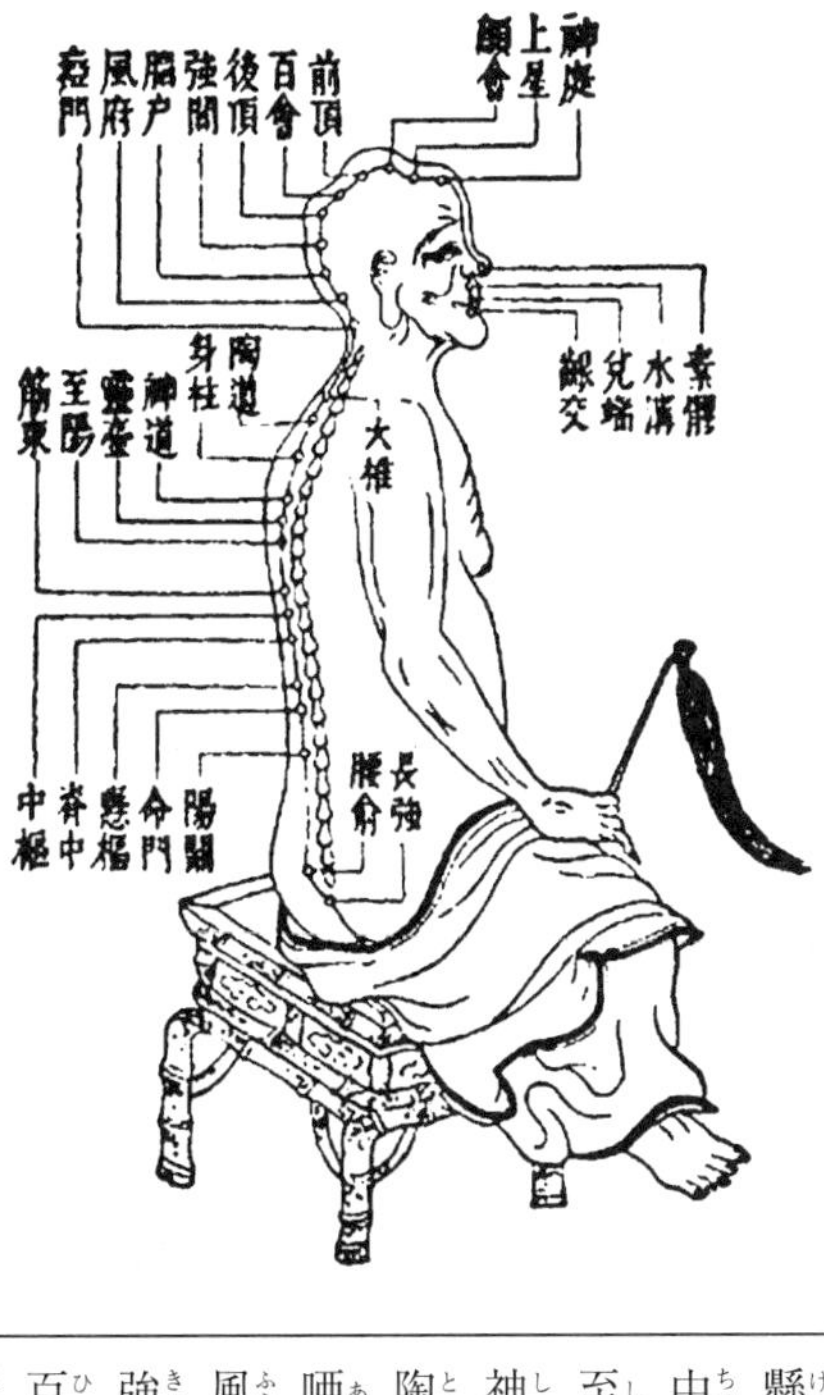

長強《ちょうきょう》　腰兪《ようゆ》
腰陽関《こしのようかん》　命門《めいもん》
懸枢《けんすう》　脊中《せきちゅう》
中枢《ちゅうすう》　筋縮《きんしゅく》
至陽《しよう》　霊台《れいだい》
神童《しんどう》　身柱《しんちゅう》
陶道《とうどう》　大椎《だいつい》
唖《あ》(亞)門《もん》
風府《ふうふ》　脳戸《のうこ》
強間《きょうかん》　後頂《ごちょう》
百会《ひゃくえ》　前頂《ぜんちょう》
上星《じょうせい》　神庭《しんてい》
水溝《すいこう》　兌端《だたん》
齦交《ぎんこう》

手の陽明大腸経

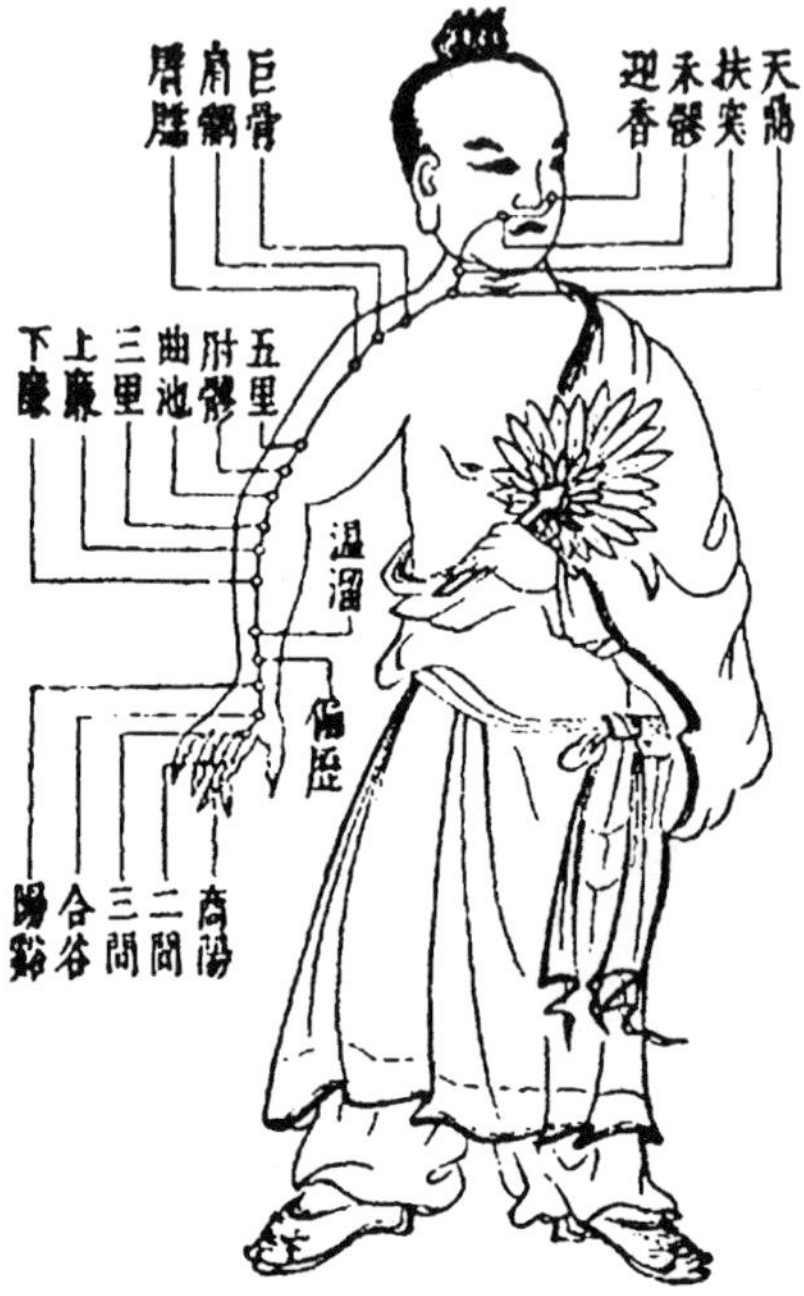

二間《じかん》　三間《さんかん》
合谷《ごうこく》　陽谿《ようけい》
偏歴《へんれき》　温溜《おんる》
下廉《げれん》　上廉《じょうれん》
手の三《さん》里《り》
曲池《きょくち》
手の五《ご》里《り》
臂臑《ひじゅ》　巨骨《ここつ》
天鼎《てんてい》　扶突《ふとつ》
迎香《げいこう》

足の少陰腎経

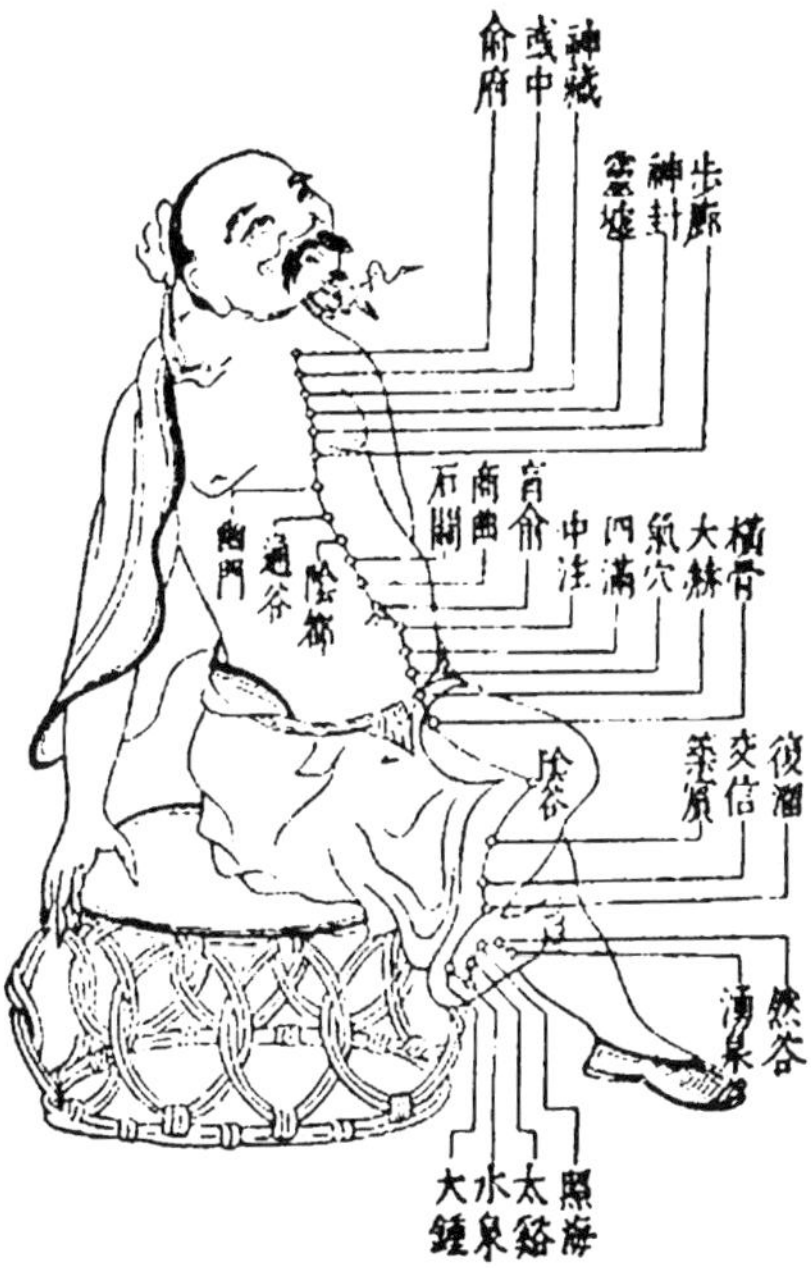

湧泉《ゆうせん》　然谷《ねんこく》
太谿《たいけい》　大鐘《だいしょう》
水泉《すいせん》　復溜《ふくりゅう》
交信《こうしん》　築賓《ちくひん》
陰谷《いんこく》　横骨《おうこつ》
大赫《だいかく》　気穴《きけつ》
四満《しまん》　中注《ちゅうちゅう》
肓兪《こうゆ》　商曲《しょうきょく》
石関《せきかん》　陰都《いんと》
腹《はら》の通谷《つうこく》
幽門《ゆうもん》　歩廊《ほろう》
神封《しんぽう》　霊墟《れいきょ》
神蔵《しんぞう》　彧中《わくちゅう》
兪府《ゆふ》

「氣」の世界では、「氣」の通り道や体のツボと呼ばれる「経絡」「経穴」（ツボ）を知っていないと分かりずらい傾向があるのも事実で、氣功をしっかりマスターしようとすれば、「経絡理論」を知っているに越したことはありません。しかし人間の体は「経絡」と「経穴」だけで出来ているわけではありませんし、特に「氣功」の場合、結構おおざっぱでもちゃんと効果が現れて、鍼灸などのように「経絡」「経穴」の場所をちょっとでもずらすと効果が半減する、などというようなシビアな精度は要求されません。

ですから、「ハーブ療法」を実践するにあたっては、別に理論を知らなくても問題はありません。

それよりむしろ、「ハーブ療法」は、それをおこなう人が疲れないように最小限の労力で、他の療法の良い所だけを抜き出していながら、最大の効果をあげるように考案されています。

人体から出る「波動」は、骨格や臓器など、人体のすべての器官に流れ、律動していますから、治療の際、あまりひとつひとつのツボに固執していたのでは、結局、人体の断面だけ診ているのと同じことになってしまいます。

「外氣療法」を発展させた「ハーブ療法」は、すべての器官の波動を調整し、自己治癒力を高めるので、乱れた波動の表れとして出ていた病気が徐々に改善されていくというわけです。
「ハープ療法」を受ける側の人にとっても、心も体もすっかりリラックスした状態に導き、気持ちの良い状態に向かうように工夫されていますので、自信を持って誰にでもお勧めしています
大切なことは、波動調整（ハープ療法）では、自分の「氣」を使って相手の病気を治してやる、というものではなく、あくまで自然体で、相手の体を調整するのですから、誤解の無いようにお願いします。
誰にでも簡単にできるように考案してありますから、練習すれば、あなたも今すぐに「ハープ療法」が出来るようになることでしょう。

◆「擦氣法《さっきほう》」——手をこすりあわせる

ハープ療法を行うにあたって、まったく訓練をしたことのない人でも、そのままで十分に効果があるように考案してありますが、さらに効果が高めたいときは、擦氣法という方法があります。

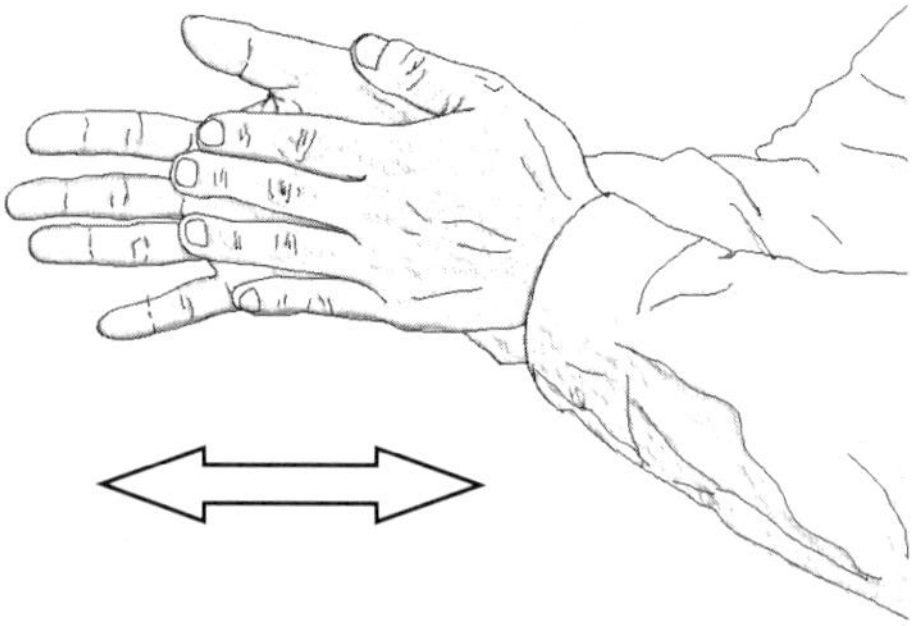

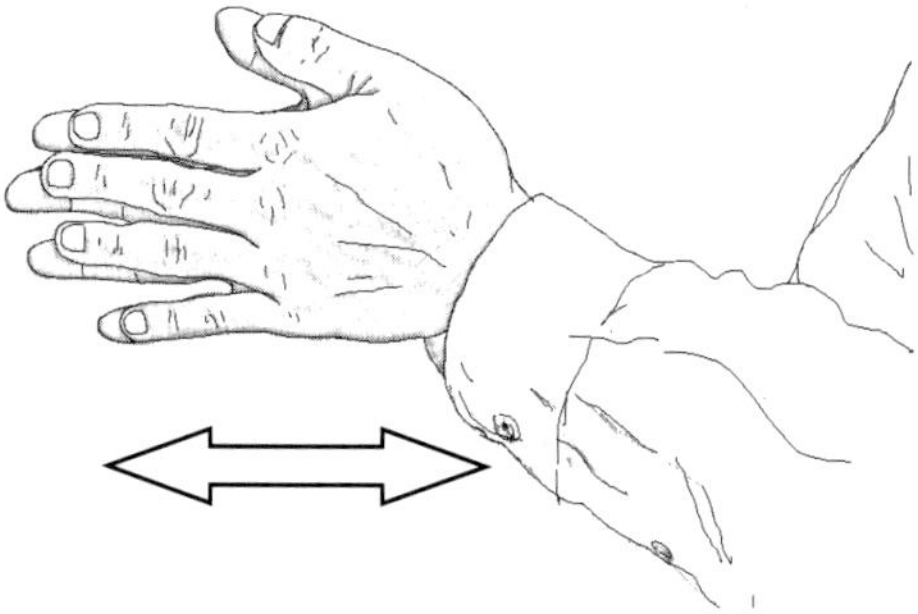

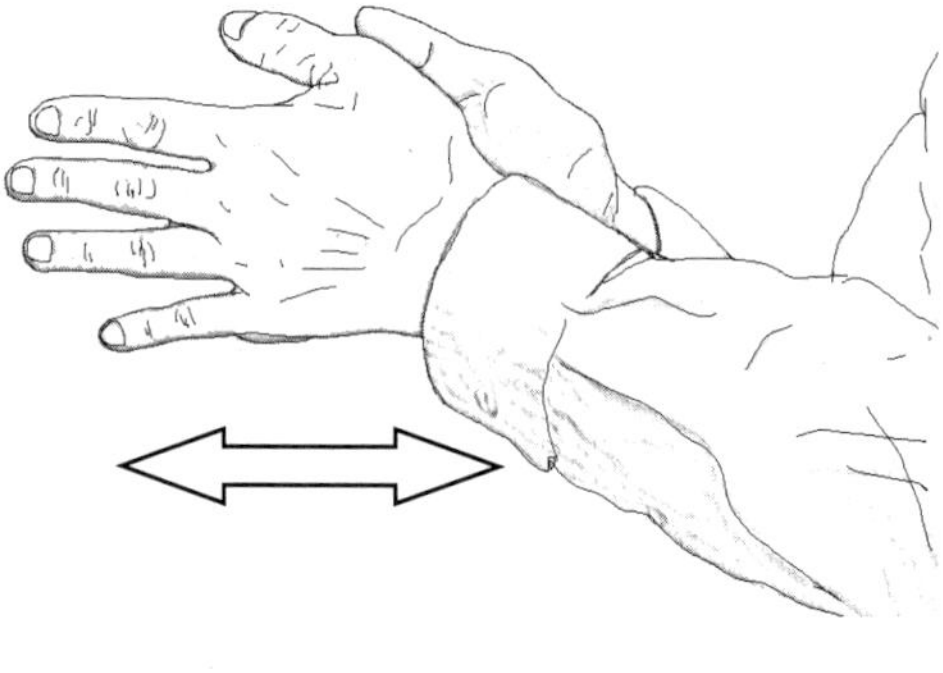

これは、「氣」を出す方法として昔から伝えられてきた方法の中でも訓練しなくても誰にでも簡単にすぐに出来る方法です。

東洋では、人間の生命＝「氣」という考え方で、人間が生きているのは人体に「氣」が存在しているからだと言われています。

人間の掌からは、「遠赤外線」「電波」「磁気」その他さまざまなエネルギーが出ているということは、すでに科学で実証されています。

そして、それらを総称して『氣』という考え方があります。

そういうわけで誰にでも「氣」はありますので、「氣」を引き出すことによって、ハープ療法の効果をさらに高めることが出来るのです。

特に「擦氣法」は手軽にやることが出来ますので、ここで簡単に説明しましょう。

やり方はとても簡単です

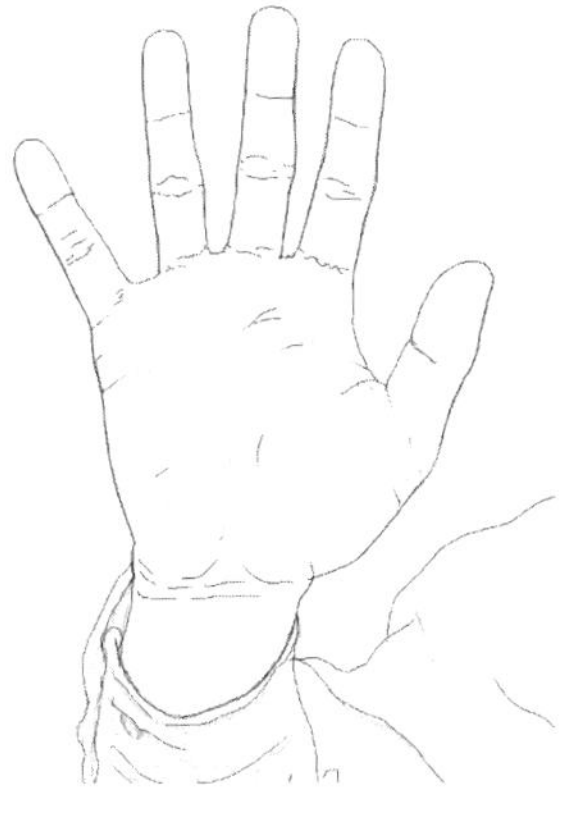

◆両手を合わせ、熱くなるまで強くこすりあわせます

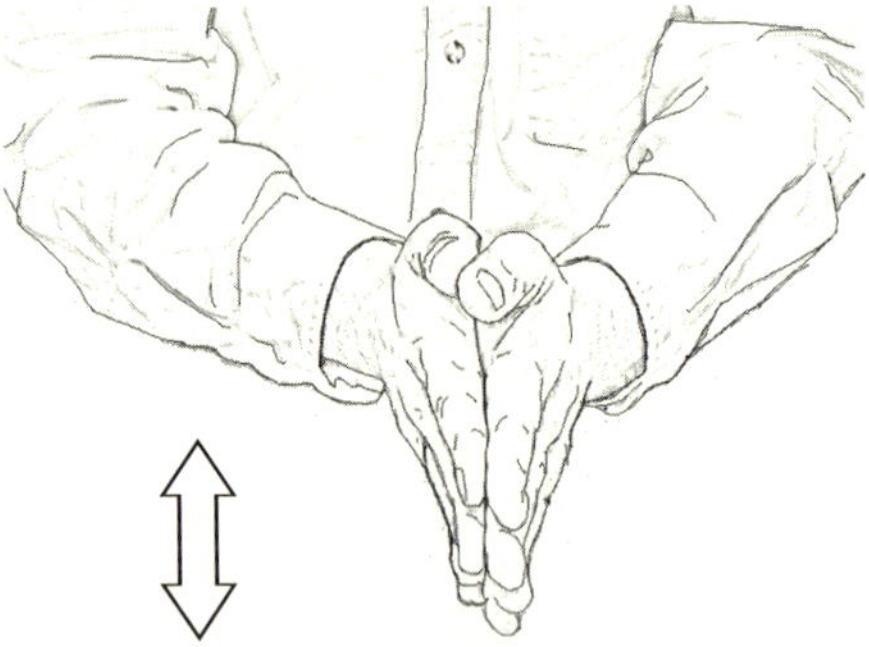

ぴったりと両手を合わせます

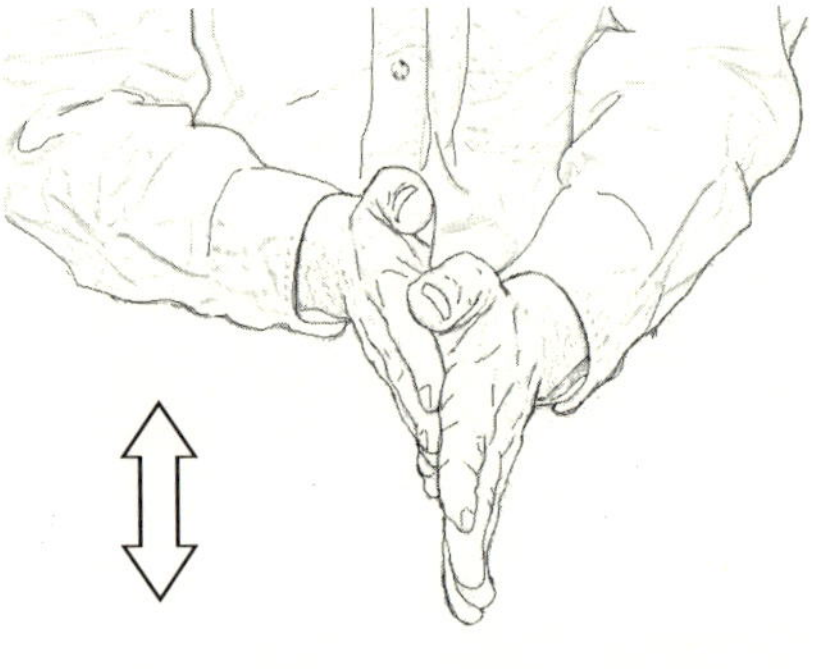

そうすることによって、誰もが掌から出ている「氣」が強く出るようになります。ハープ療法では、そしてその「氣」の出ている掌をじかに体に当てることによって、「氣」が内部まで浸透します。

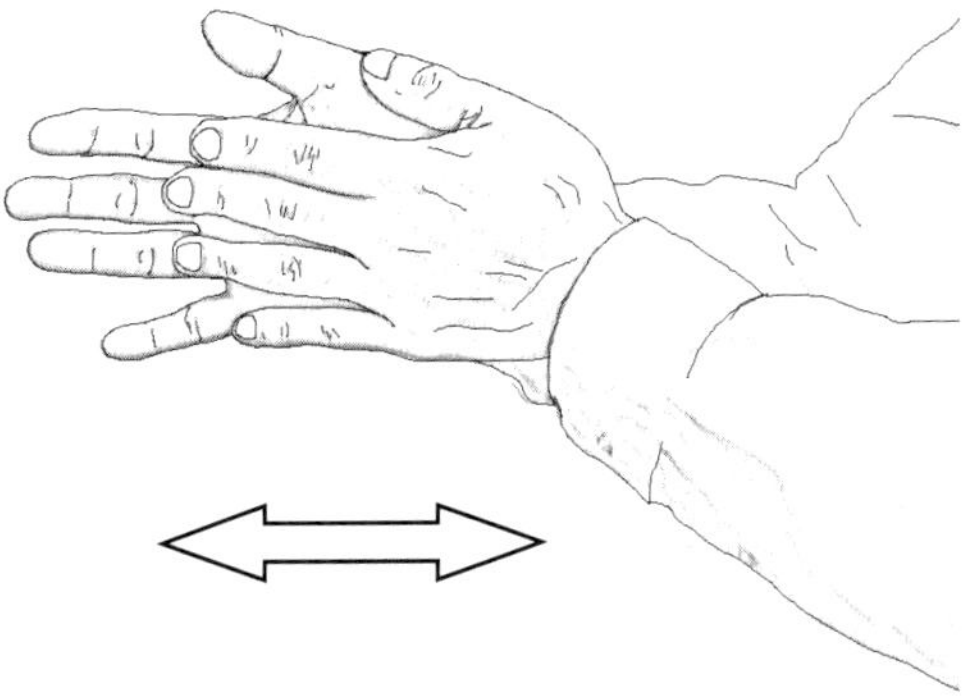

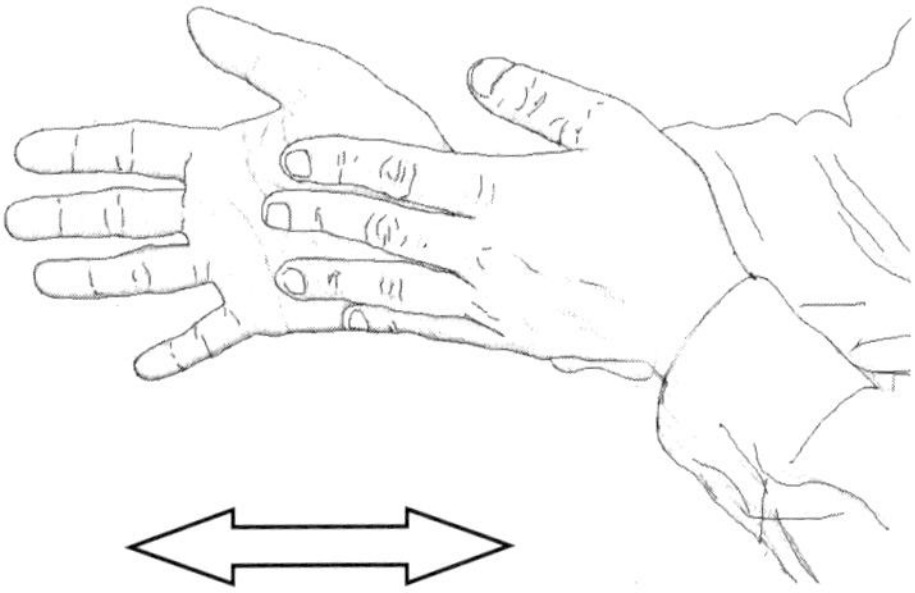

この場合、単に手を当てるだけですと「お手当て療法」といって、それだけでも効果があるのですが、ハープ療法を行うと、氣功を知らなくても誰でも、人体のすべての経絡に氣を送ることが出来るのです。

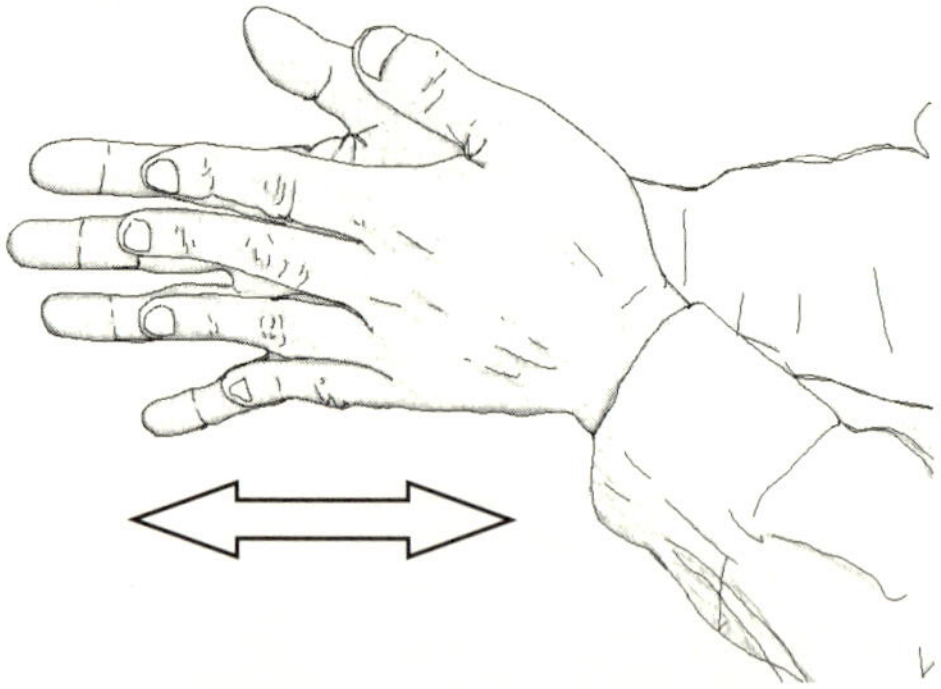

途中で休まず、１分間くらい続けます

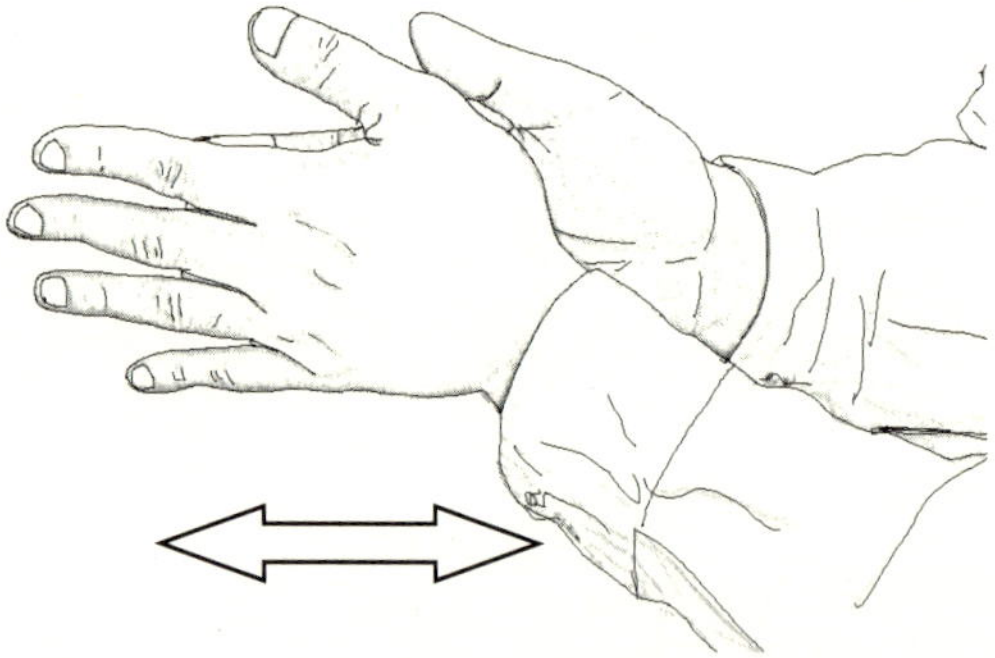

2　ハープ療法をやってみよう！

◆準備すると良いもの

枕（胸に当てるものや頭にする枕）、　横になるため座布団や布団またはベッド、頭にかけるための手拭いや薄い布。

※タオルなどより薄い布の方が感覚をつかみやすいのであればそちらの方を使用しましょう。

さらに、必要に応じて体にかける薄い毛布などや、気持ちがリラックスできる音楽、あまり明るすぎないような静かな環境が良いでしょう。

これらは、必ずしも用意しなければならないものではありません。

一部は椅子に腰掛けてでも出来ます。

道具もいらず、広い場所も必要としないので、気軽にどこででも出来るのがハープ療法の大きな特徴でもあります。

1　まず、施術をしてもらう人は、時計やめがね、バンドなどを外して、楽な服装になって、それから、うつぶせになってください。

2　その時、胸の所に枕を当て、額を堅めの枕に当てるようにすると、口や鼻がふさがらず、楽な姿勢が取れます。

3　ハープ療法を施す人は、最初にその人の頭の方に位置します。

4　うつぶせに寝ている人の頭に、用意した布をそっとかぶせます。（女性など髪形が乱れることを気にする人にはハンカチなどで代用しても良いと思います）

5　施術する前に両手を熱くなるまで強くこすりあわせると、より効果がでます。方法はこの章の前に載せてありますので参考にしてください。

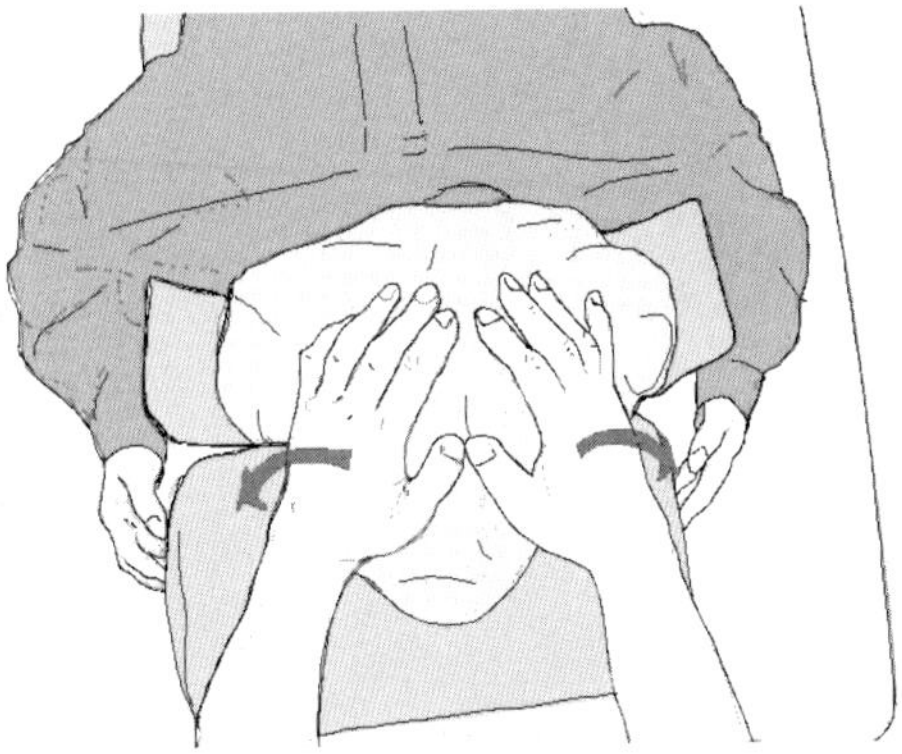

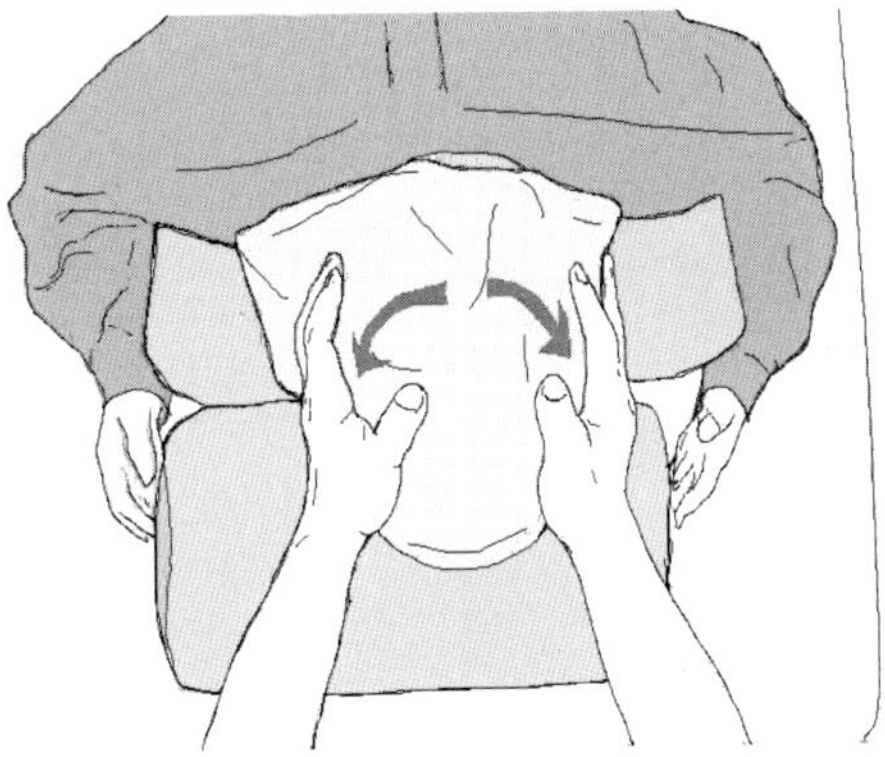

1　両手をそろえて頭の布の上から軽く力を入れて、左右に6回くらい払います。

2　今度は、両手を相手の両肩に置き（図）、指先に向かって、少し力を入れて強めになでるようにします。（6回くらい）

体の中にまで手を入れて古い「氣」を出すような気持ちでおこないます

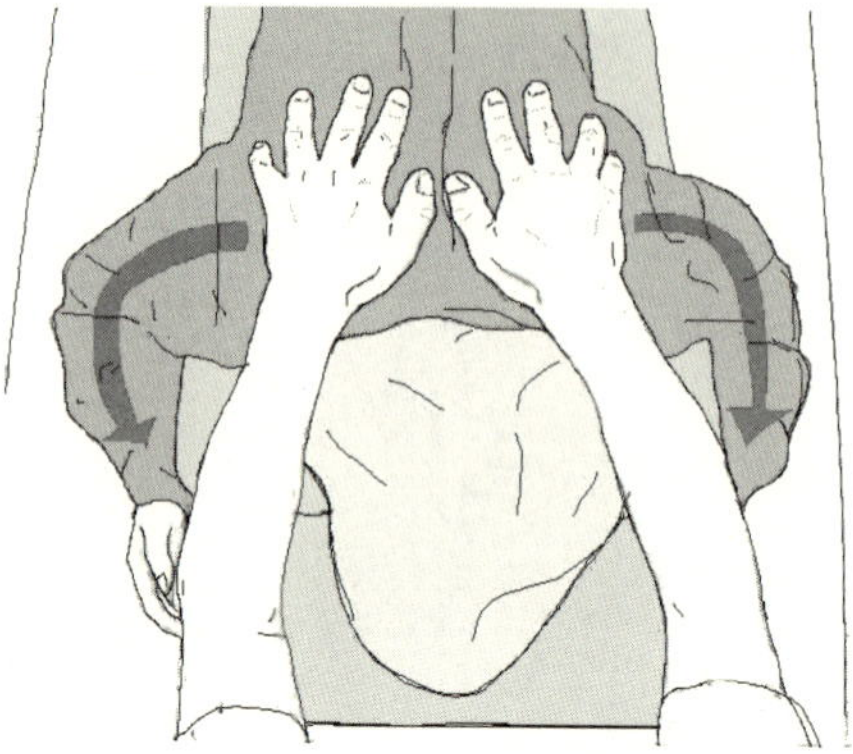

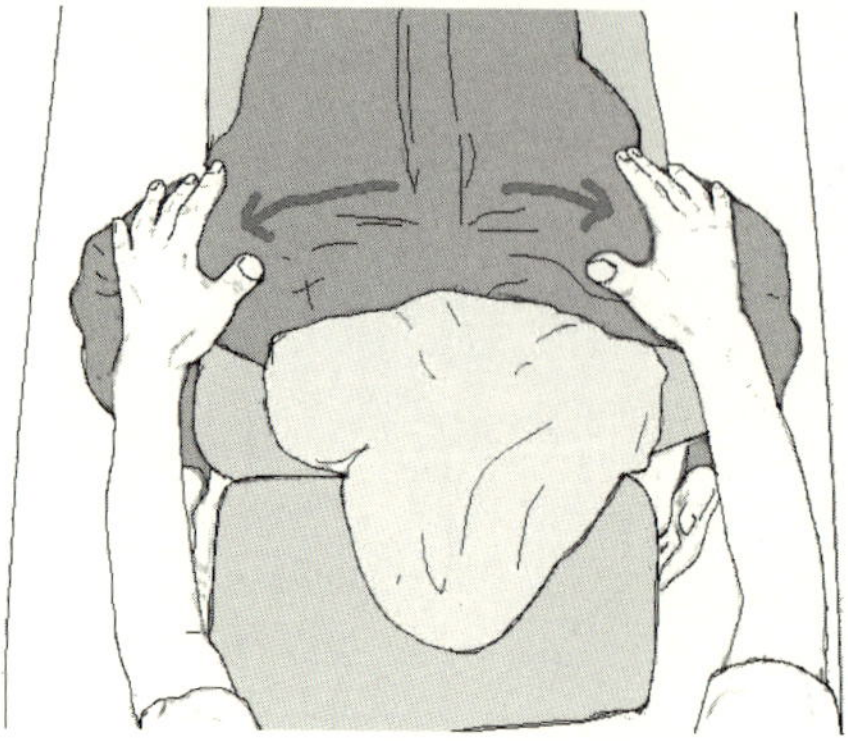

※　払う感覚は、多少強めになでるような感じです。

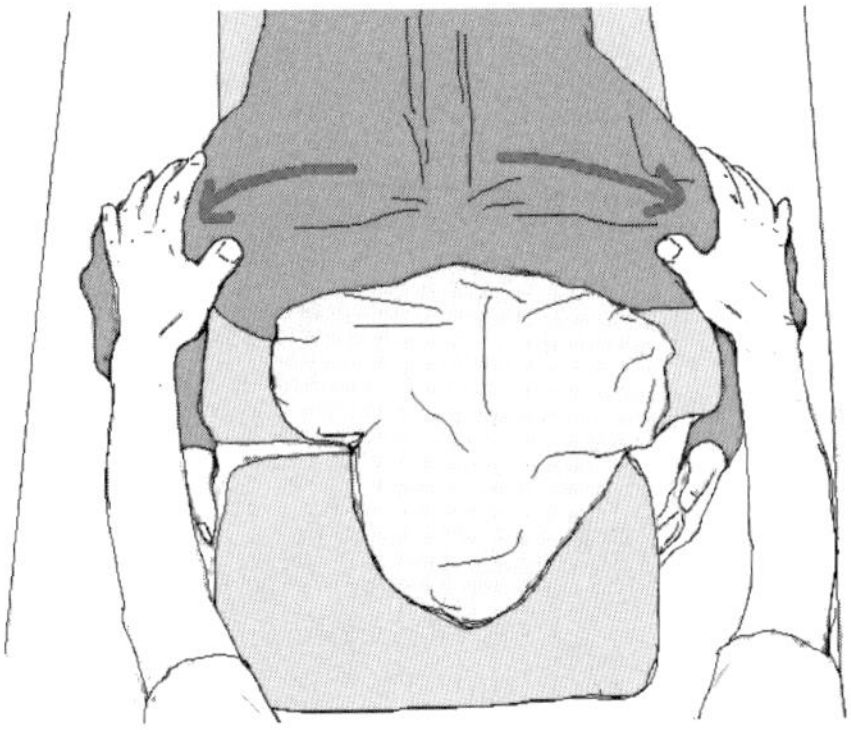

指先までしっかり意識を抜かないで払います。

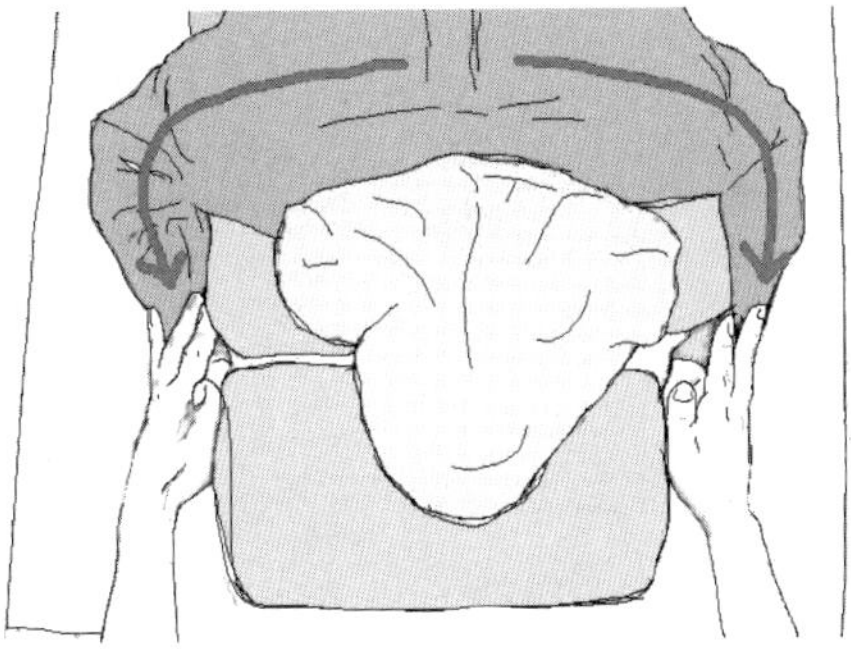

3　その次に、寝ている人の左側に回ります。右手で、相手の右肩先から右足首に向かって、軽く力をいれて払うようにします。（6回）

このとき、小柄な人などは、両手をそろえて払うようにしても良いでしょう

4　左肩先から左足首にむかっても、同じようにします

5　そのあとに、今度は首のうしろからお尻の尾骨のあたりに向かって、同じように軽く力を入れながら払います。（6回）

※　これで、準備が整いました。体の後ろ側を軽く力を入れながら払うことによって、軽いマッサージ効果と、副交感神経を刺激することになります。これで、ハープ療法がより効果的に細胞に働きかけるための準備が整いました。

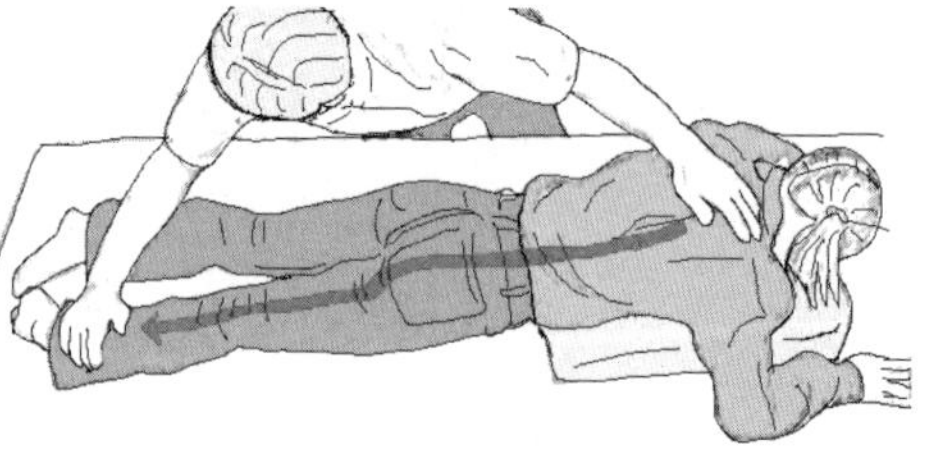

ここから、本格的にハープ療法に入りますが、より良い効果を得るために最初から最後まで、次のことを心がけて行うと良いでしょう。

☆ 基本的な動きは掌（てのひら）の円運動です。

☆ 円運動をすることによって、相手の体全体が緩みます。（関節・筋肉・各内臓器官など）

☆ 基本的には円運動をしながら掌を移動させますが、移動する速さや感覚は、「蟻が這うように」、じりじりと自然に移動するとよいでしょう。

☆ 円運動が早過ぎないようにゆっくりやりましょう。

☆ 体のどこをやっているときでも足先まで揺れますので、時々、足先までゆれているかどうか、自分の目で確認しましょう。

☆ 上下運動（たてゆれ）の時は、足先まで揺れません。これは、円運動だけが体全体を緩めることが出来るということです。

☆ 施術する人は、いつもどちらかの手が相手のから離れないようにします。

☆ マッサージとは全く違いますので、力を入れすぎないように気をつけます。

☆ ハープ療法で大事なことはイメージすることです。

☆　特に大切なイメージは、掌全体が、相手の体の表面の皮一枚に吸い付いている様な感じで円運動をします。
☆　自分の手が、相手の体の中に溶け込むようなイメージをします

それでは、始めてみましょう。

【まずは肩甲骨の周りです】

★　うつぶせに寝ている相手の方の左側に位置し、
★　相手の頭の上に薄い布をかぶせます。
★　相手の頭を左手で布を押さえ、右手で、頭頂から首にかけて3回なでて、頭の骨の一番高くなっているところを探します。（頚椎の一番上）
★　左手の「労宮」（掌の真ん中のへこんだあたり）を、その一番高いところに当たるように置きます。
★　右手を首から尾骨にかけて背筋にそって3回なでおろします。その時、尾骨の堅い感触を確認します。

★右手の「労宮」が尾骨に当たるように置きます。

★その時、エネルギー（「氣」）が自分の体の中から、左手を通って相手の体を通り、右手からまた入ってくるようなイメージをします。

★その三角形の中で、イラストのようにエネルギーをぐるぐる回すようにイメージします。

★そのまま、しばらく間をおきます。

★目安として、相手の体温が伝わってくるまで、3～5分くらいです。

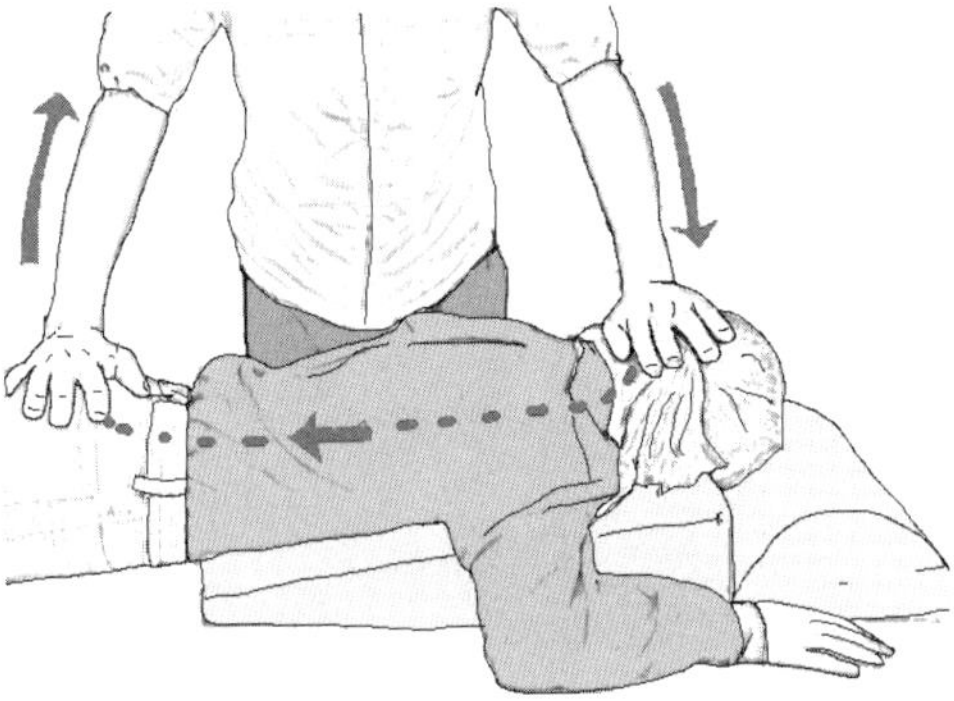

★左手を相手の体から離さないようにしながら、右肩に移動します。

★左手で、一度相手の肩をぎゅっとつかむようにします。

★その手を軽くゆるめて、そのゆるめた時の力で体全体を行うようにします。

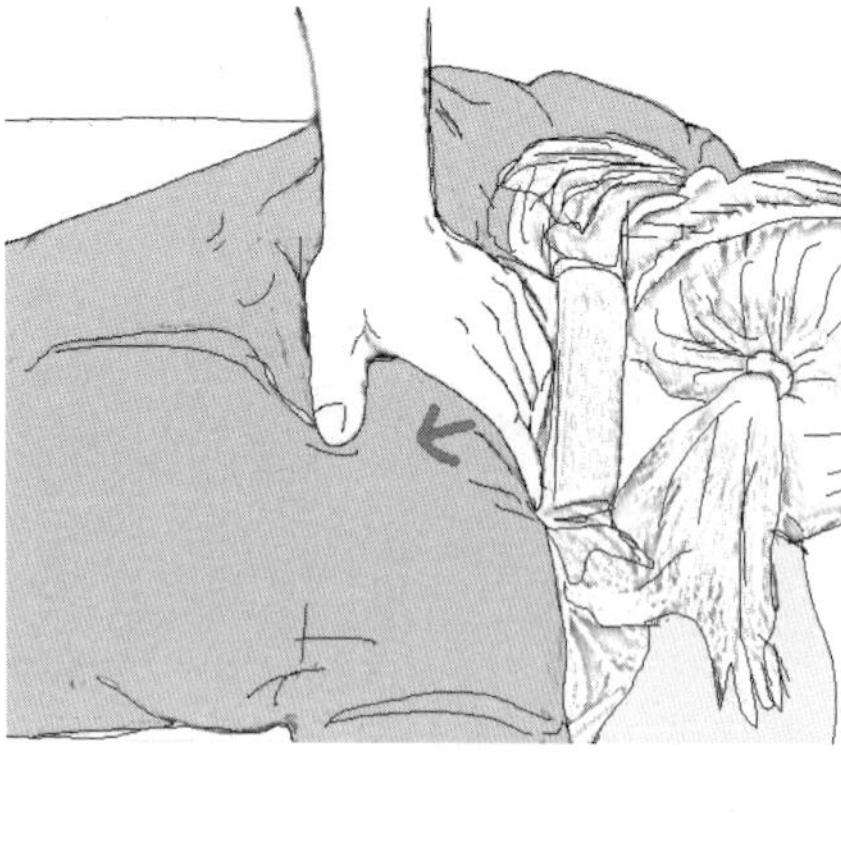

★右手は、尾骨に置いたままですが、やりにくいようだったら、左手が動きやすい位置に移動して構いません。

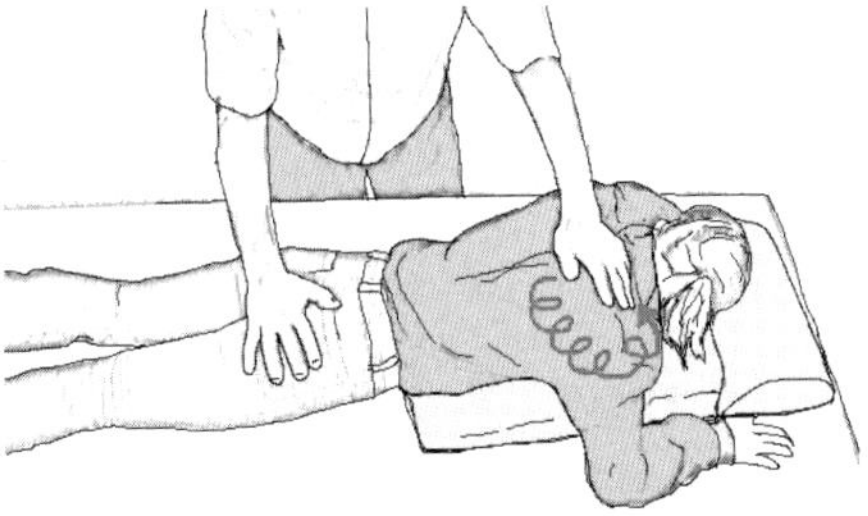

★手の回転の方向は、必ず左回りにしてください。ネジと同じで、左回りにすると邪氣が外に出てゆくといわれます。

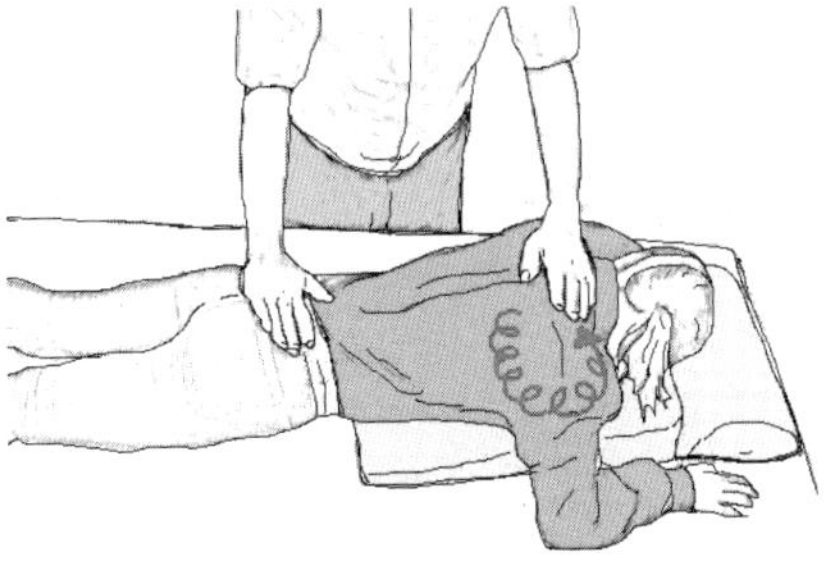

★肩の首のつけ根あたりから、掌が吸い付くような感じで、軽い円運動をします。

★一箇所を20回から50回行ったら、少しずつ移動して行きます。

★そのときの手の移動はごく自然に移動するように、急激な動作は避けます。

★そうやって、肩甲骨の周りを一周します。

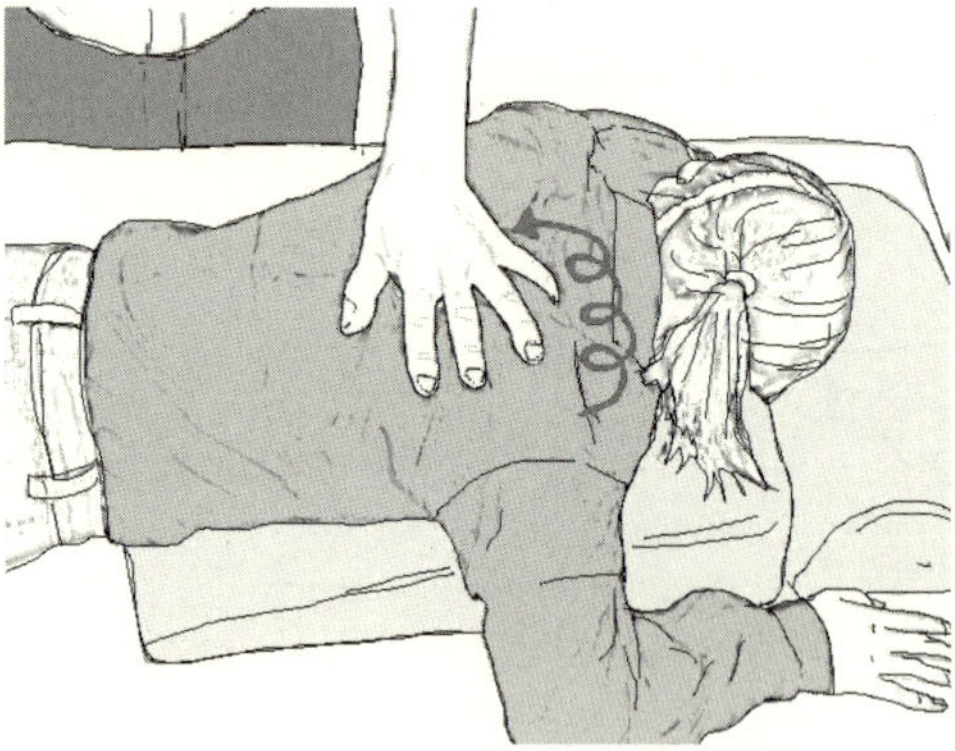

★背骨をはさんで、反対側の左の肩甲骨の周りを同じようにやります。

★その時、肩に来た手はやりやすいように差し込むようにします。

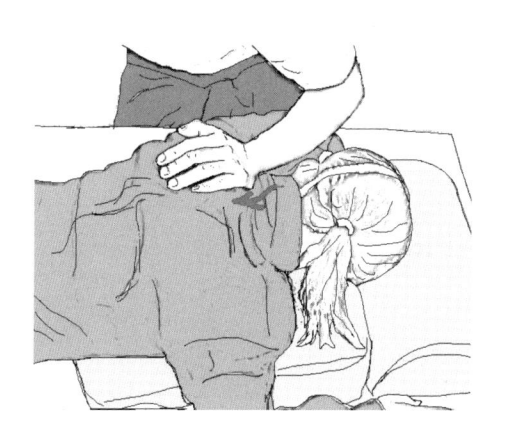

★蟻の這うように手を移動しながら、一箇所を２０回とか５０回とか決めて行っていきます

★肩甲骨の周りを左右一回ずつをワンセットとして、３回行います。

★その時の、掌のどこを主に使うかは図を参考にしてください。

★肩の周りが終わったら、左手を大椎(首の下の骨の出ているところ) に置いて次の動作に移ります。

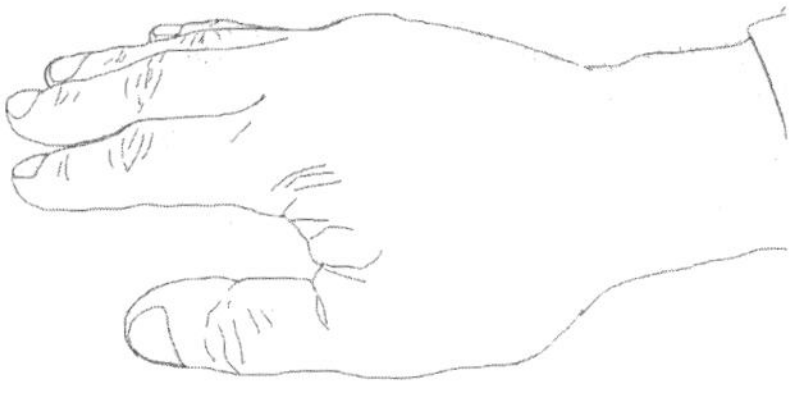

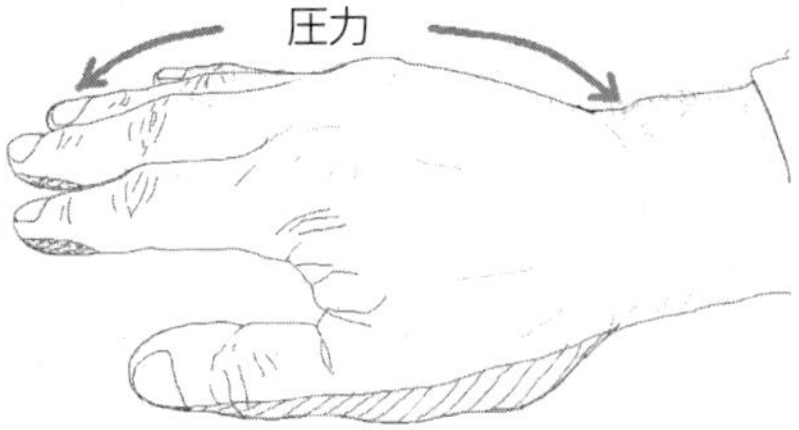

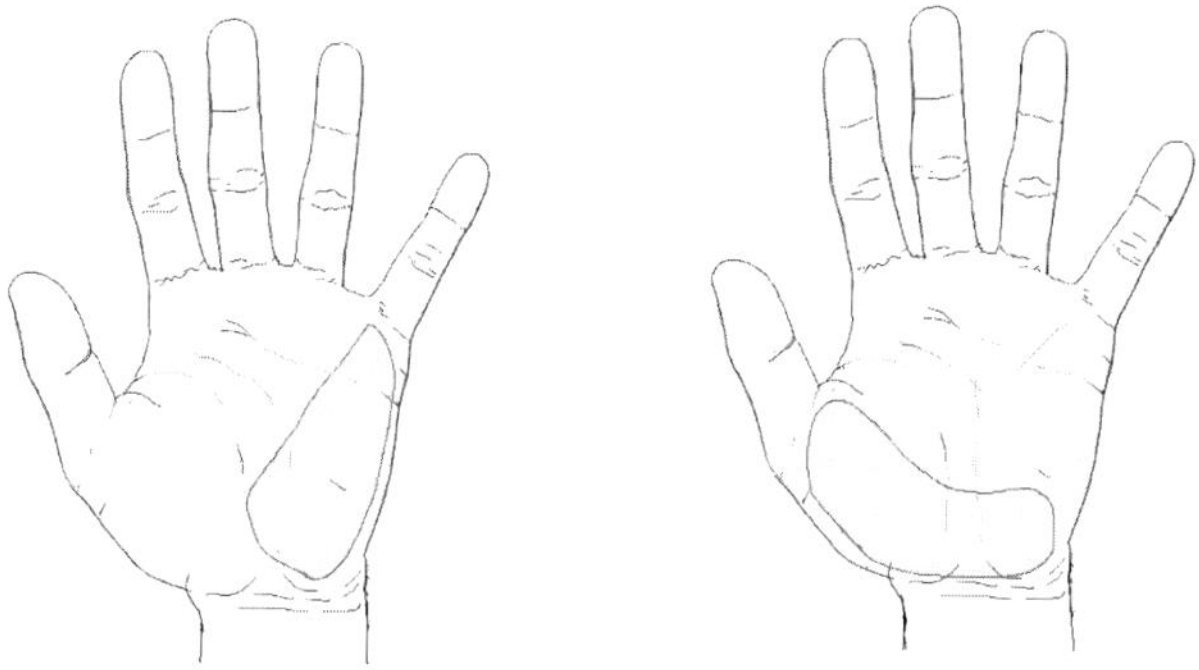

場所によって掌の力のかけ方が違います

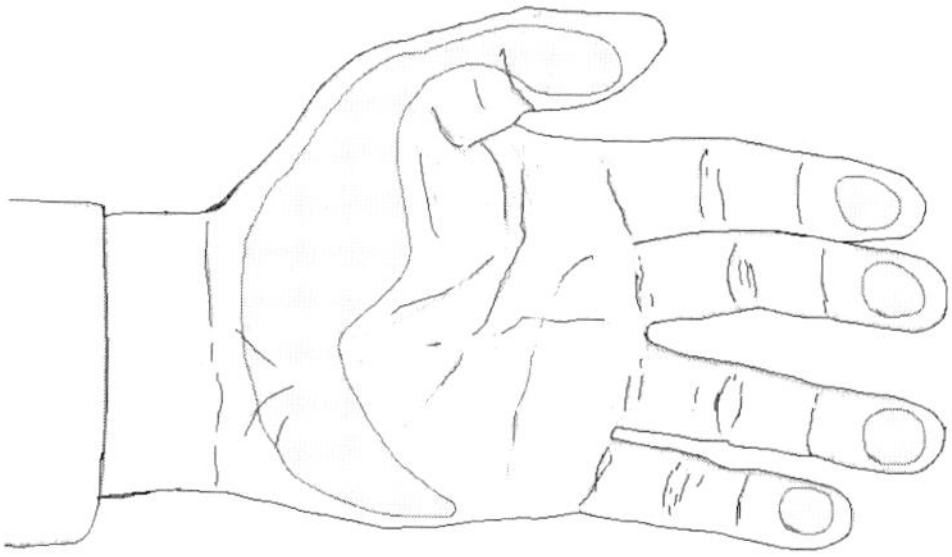

場所によって掌の力のかけ方が違います

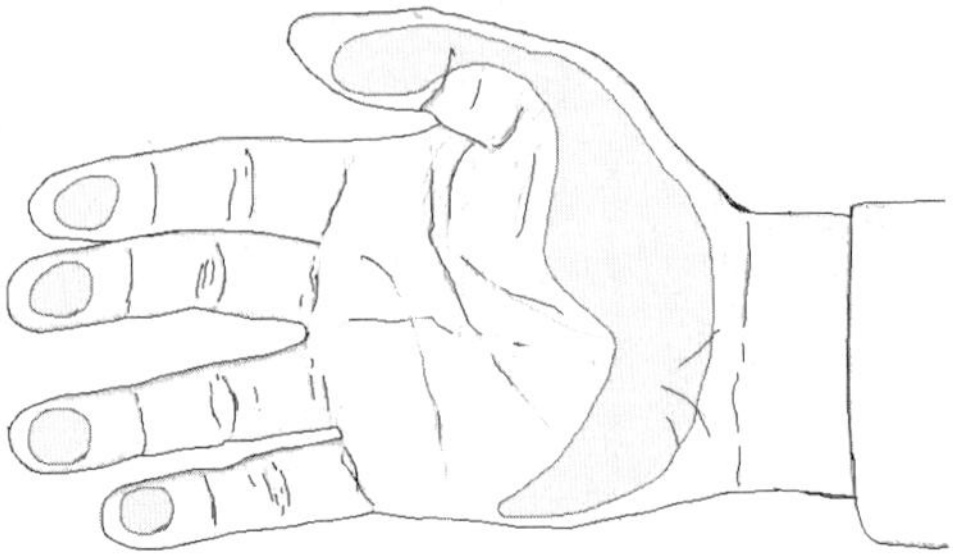

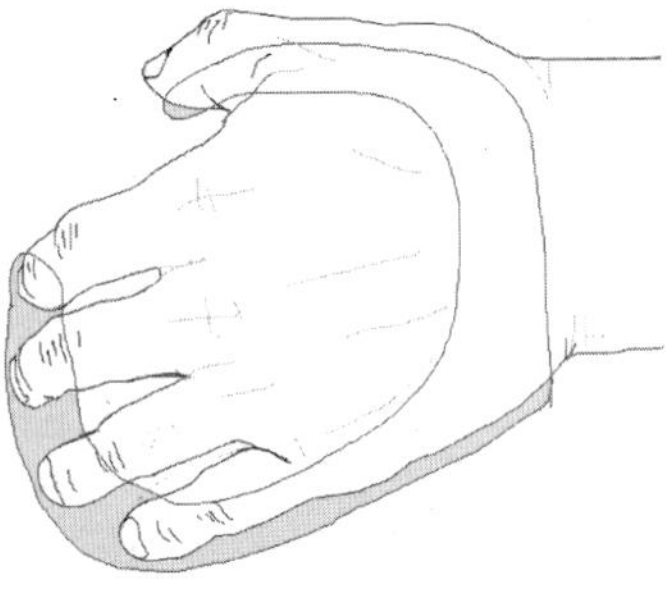

場所によって掌の力のかけ方が違います

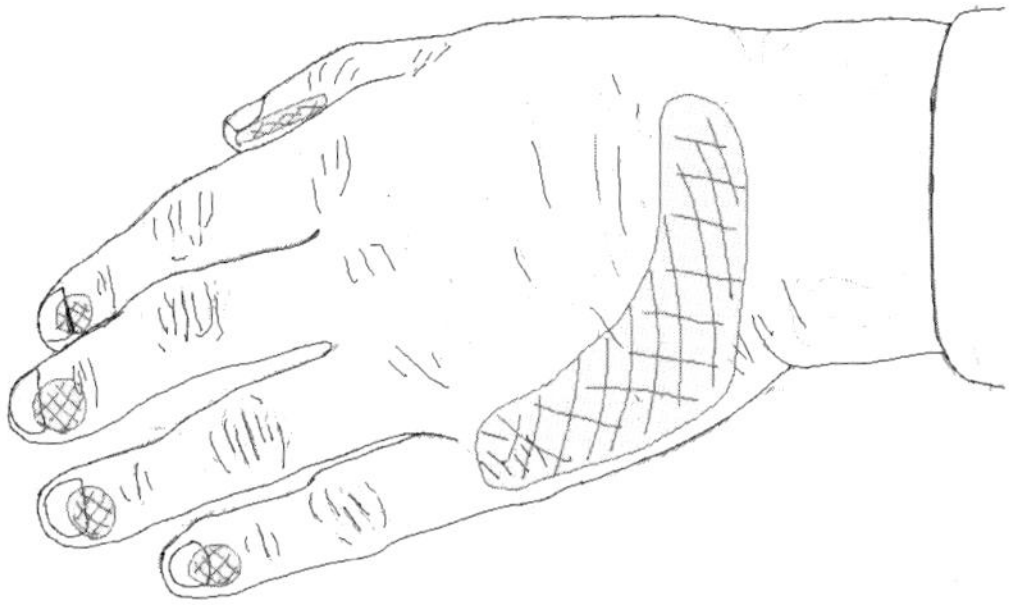

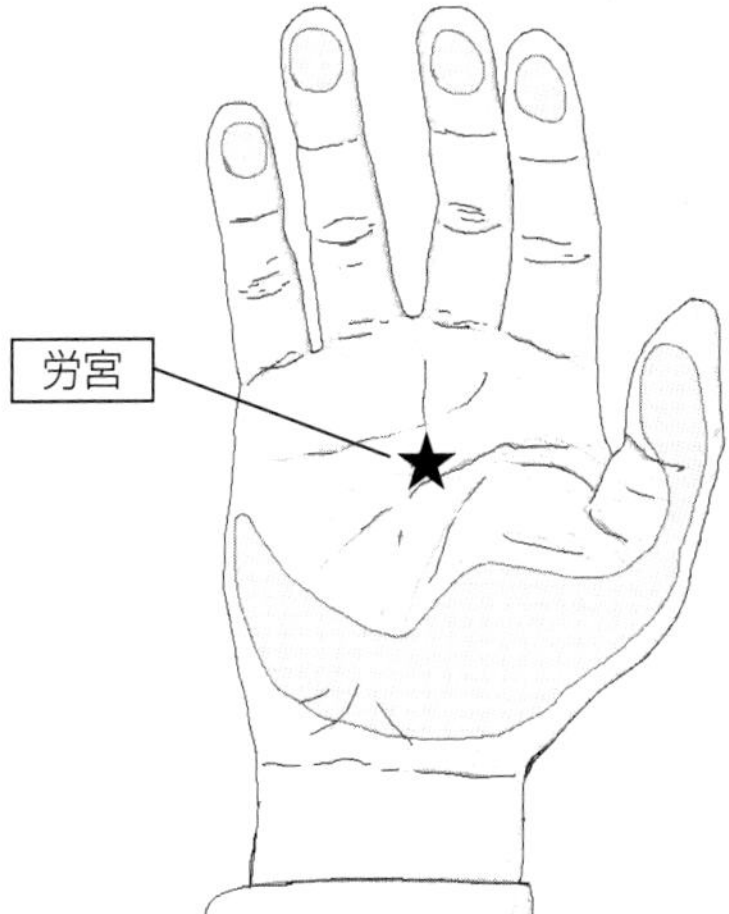
労宮

【腰から背中にかけて】

★左手は大椎に置いたまま、右手を、左手と同じように軽く円運動をさせて移動していきます。

★背骨の右側を右腰から右の肩甲骨の下に向かって移動させていきます。

★肩甲骨の下の辺りで右手を外側に移動し、また同じように軽く円運動をさせながらさっきと平行に腰に向かって移動してゆきます。

★こうして体がゆるむことによって軽い力でエネルギーが中まで入ります

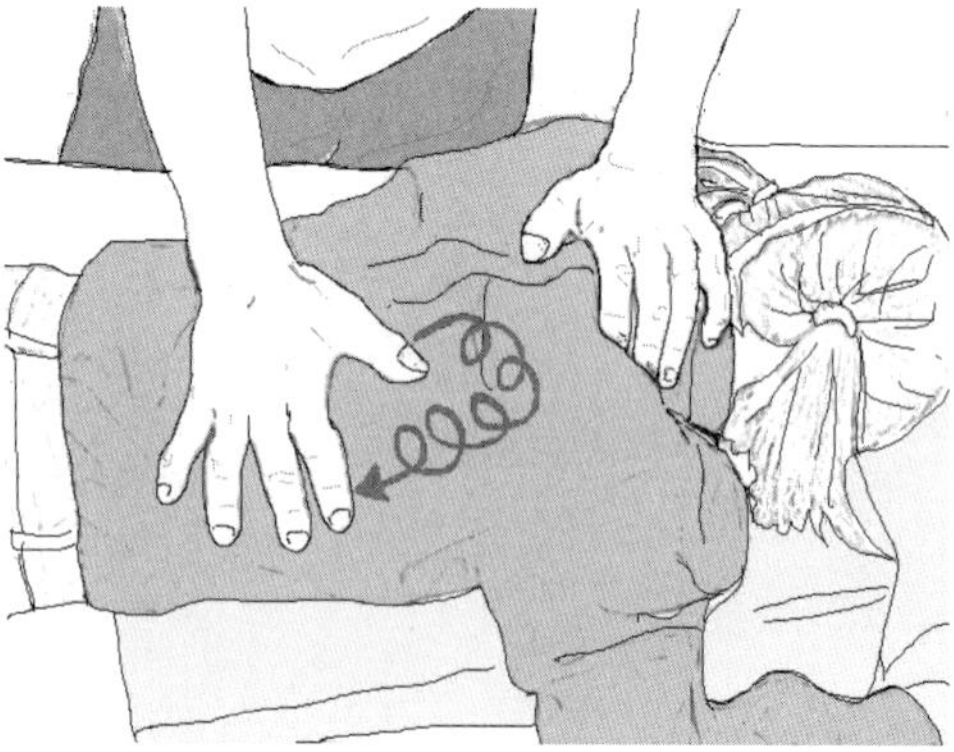

★　その時々の受けたイメージや感覚で、さらに外側に、同じように何度か往復します。

★　背骨の右側も同じように円運動をしながら何回か往復します。

※　腰は、腰痛でなくても疲れの溜まりやすい場所です。特にバンドの位置辺りを念入りに行うようにすると、体が軽い感じになります。

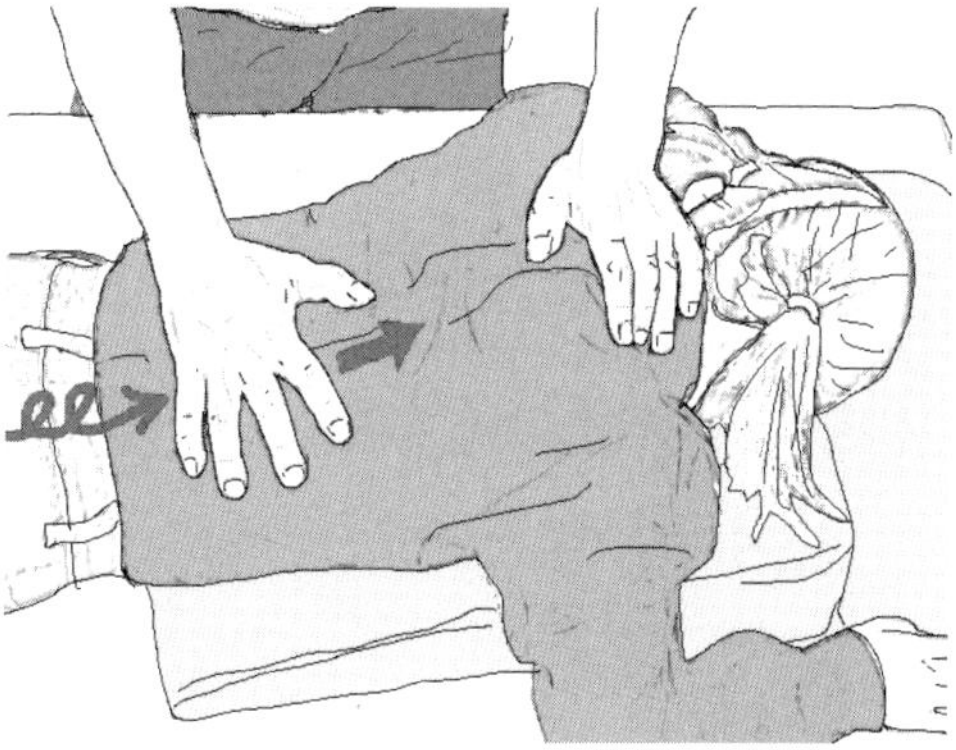

【今度はお尻です】

★左手を行いやすい位置に移動して、右手でお尻を中心に左右、先程と同じように軽く円運動をさせながら∞の文字を描くように移動します。

★尾てい骨を中心に、左回り、右回りそれぞれ30～50回行います。

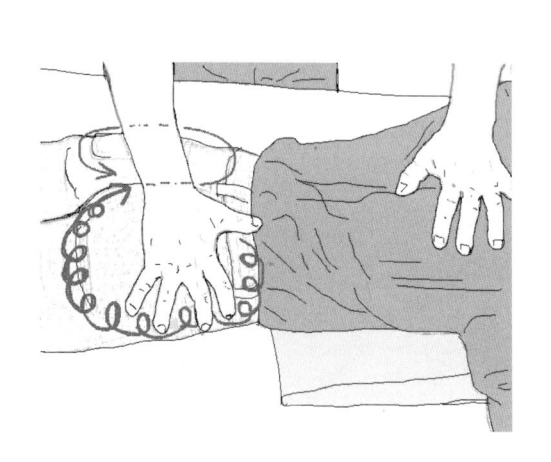

★脚との境目はイラストのように手を差し込むようにして行います。

★尾骨のまわり、腰骨の周りも丁寧に行います。

★仙骨（腰の下に位置するお尻の骨）の周りは特に丁寧に５０回ほど行います

※普段、あまり触ったりしないような部位ほど、気持ちの良いものです。

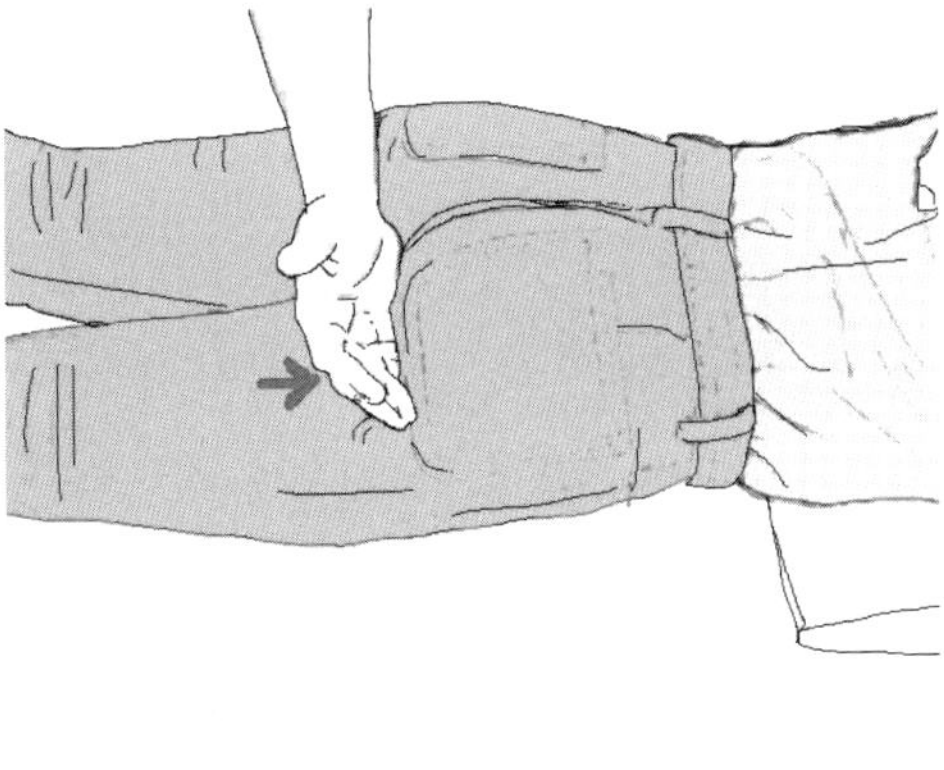

【両脚にそって】

★左手は行いやすいように位置を動かしながら、右手で、腰骨から腿の外側を通って膝の外側、くるぶしへと、軽い円運動をさせながら移動していきます。

★脚を行う場合は背中を行う時より多少力が入っても構いません。

★また、円運動の速度は少し速めになっても良いでしょう。

★足先までいったら、今度は脚の後ろ側を、円を描きながらお尻に向かって移動していきます。

★脚の後ろ側の部分は、普段は刺激がありませんから、刺激を与えることによって神経の働きを活性化させます。

★お尻まで行ったら、今度は脚の内側を

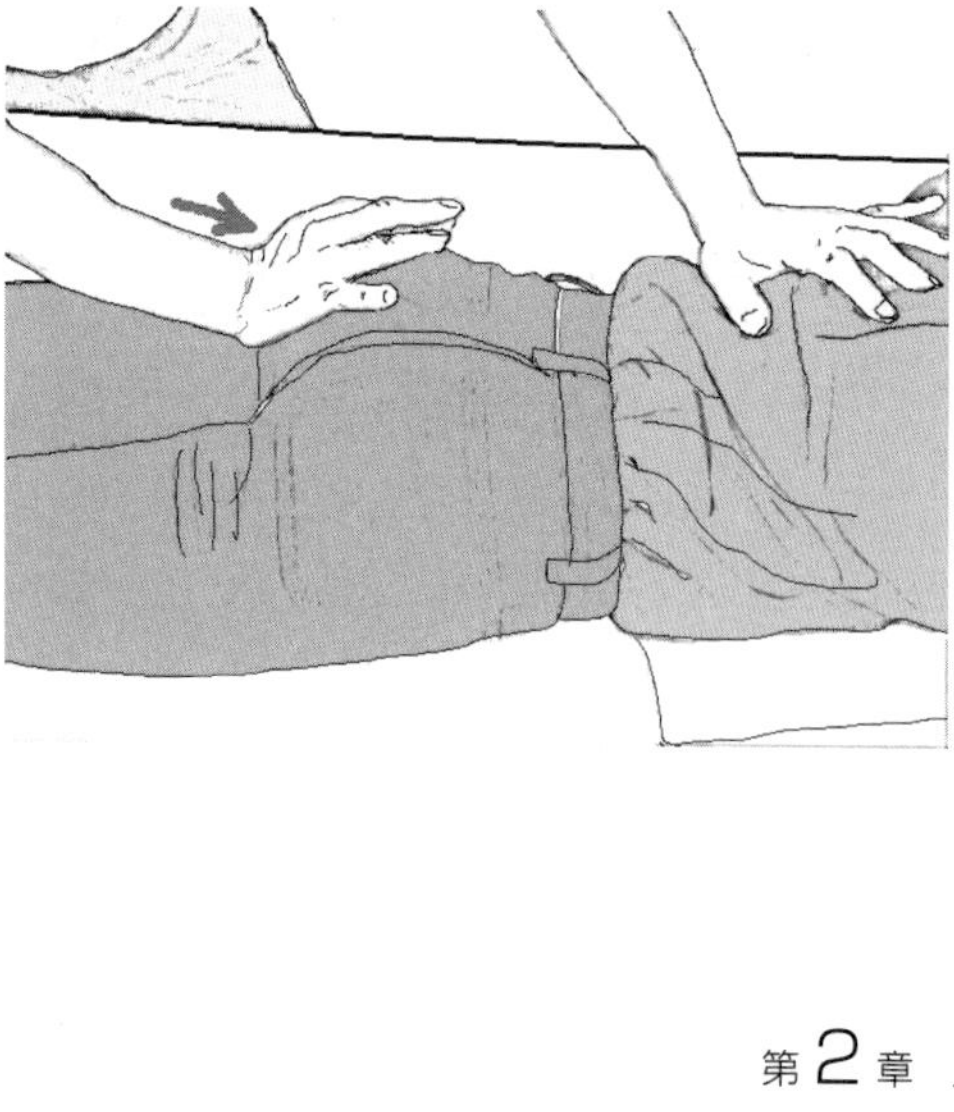

同じように円運動をさせながら足先に向かって移動していきます。

※　足の先に向かって円運動をしながら移動する時、体の中の古いエネルギー（氣）を、一緒に足先から外に出すようなイメージですると良いでしょう。

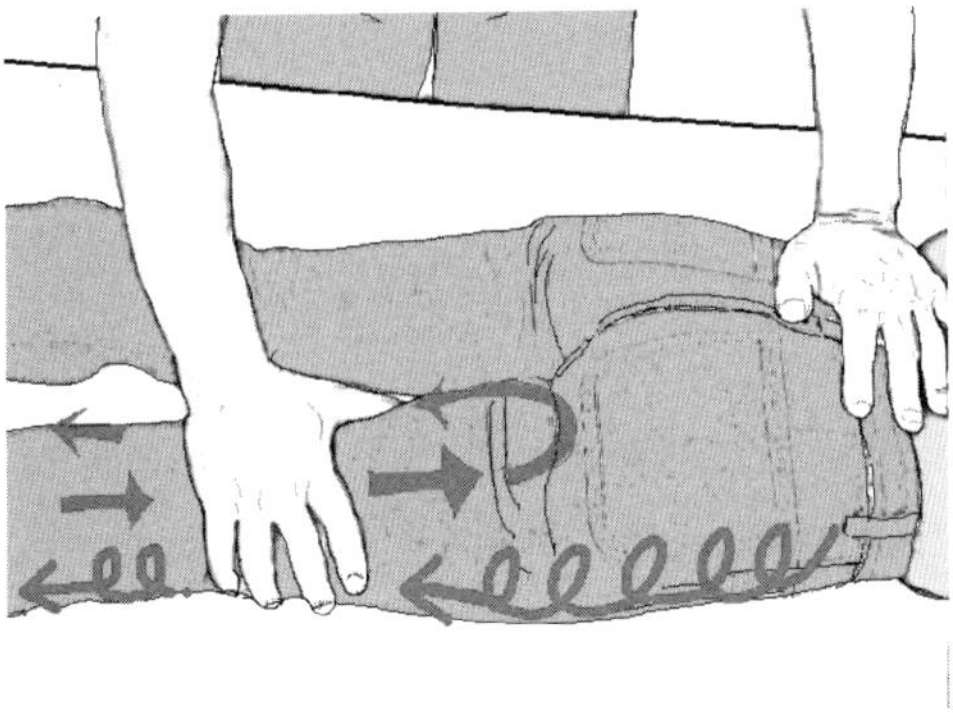

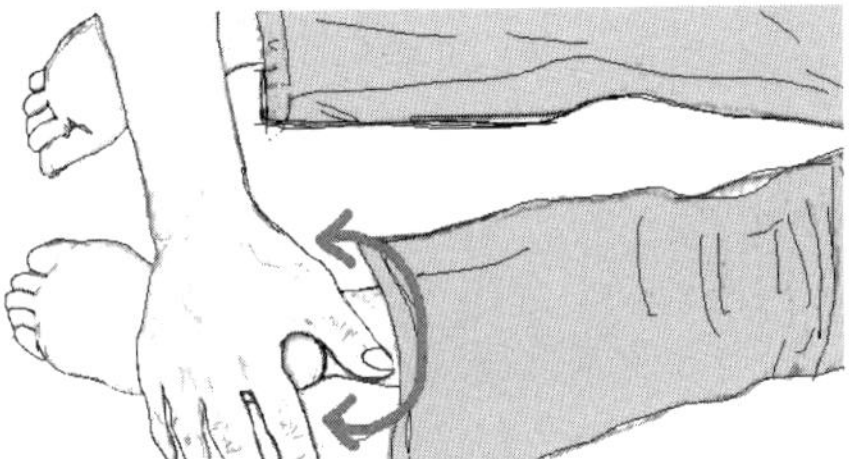

かかとに労宮を当てぐるぐる回します

［今度は、仰向けになってもらいます］

★　うつぶせになっている人に仰向けになってもらいましょう。（気持ちが良いので眠ってしまっていることもあります）

【まずは頭です】

★　仰向けになっている人に声をかけながら、鼻から上に薄い布をかぶせます。

★　相手の両方の目の上に軽く両手を置き、しばらく間を置きます。

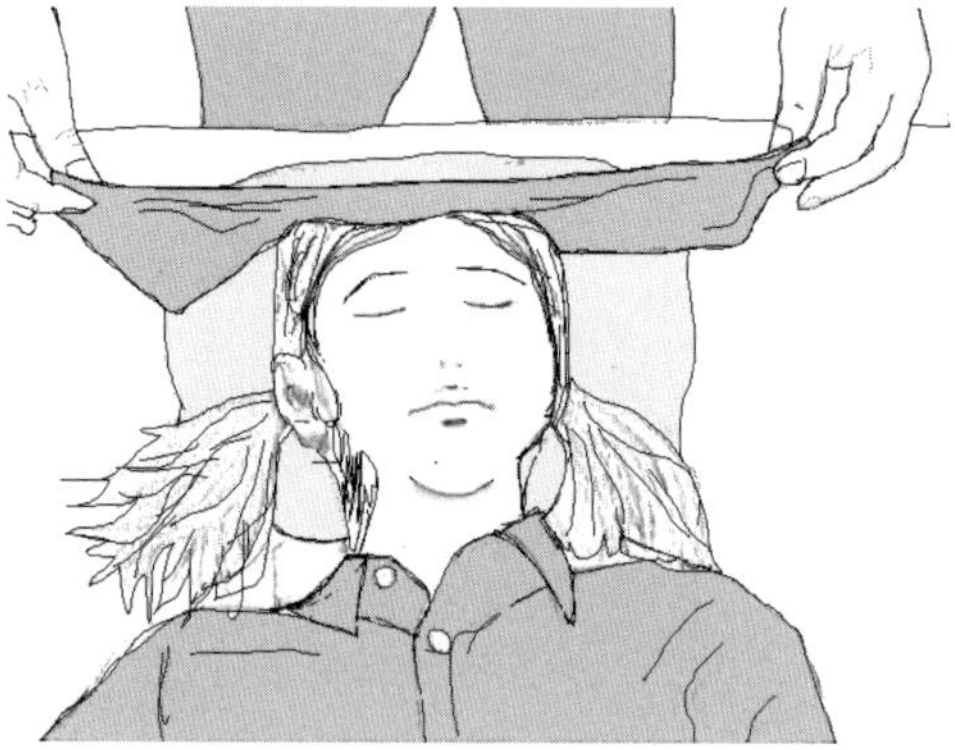

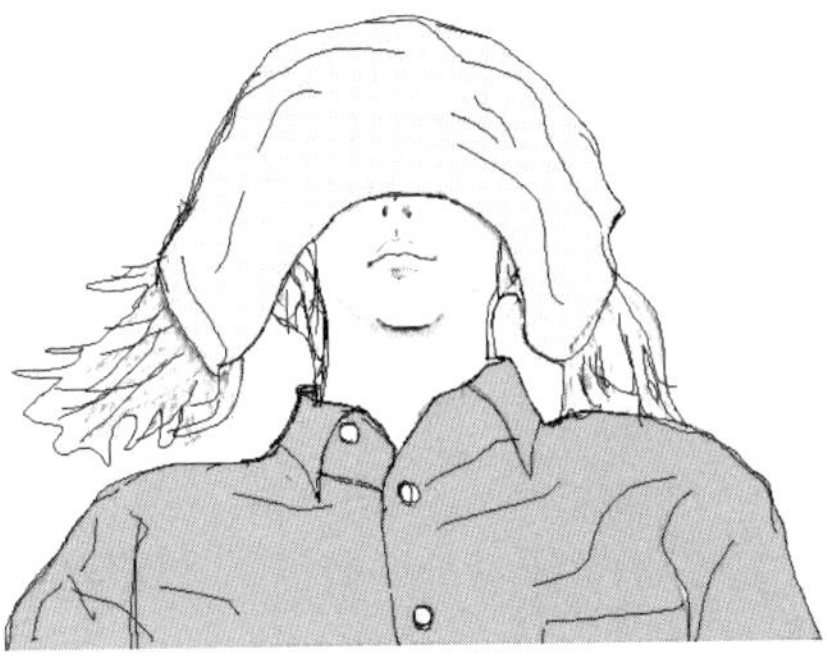

★ 自分の両手のエネルギーが、相手の目の後ろ側まで通るようなイメージをします。

※ やってもらっている人は、目が特に疲れているような時は、当ててある掌が熱く感じたりします。

★ 次に、相手の頭と枕の間に手を差し込むようにして、頭の後ろで両手を組みます。親指は耳の前辺りを押さえます。

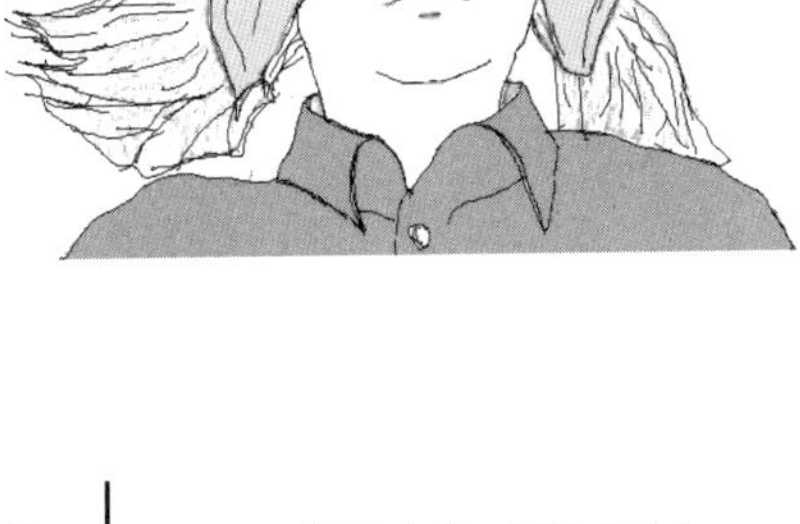

★　これで、頭の後ろにたくさん集まっているツボにエネルギーが入ります。

★　両手の４本の指はイラストのように組みます。親指が相手のこめかみのあたりを軽く押さえるような形になります。

※　頭を包み込むようにすることによって、かなりのストレスを和らげることができます。

※　また、精神的、身体的ストレスが和らぐことによって、感情が不安定な人もゆったりとした感覚を味わって落ち着いた気持ちになり、自律神経の働きも良くなって、自律神経失調症など様々な症状を抱えていた人も、安定した状態になってゆきます。

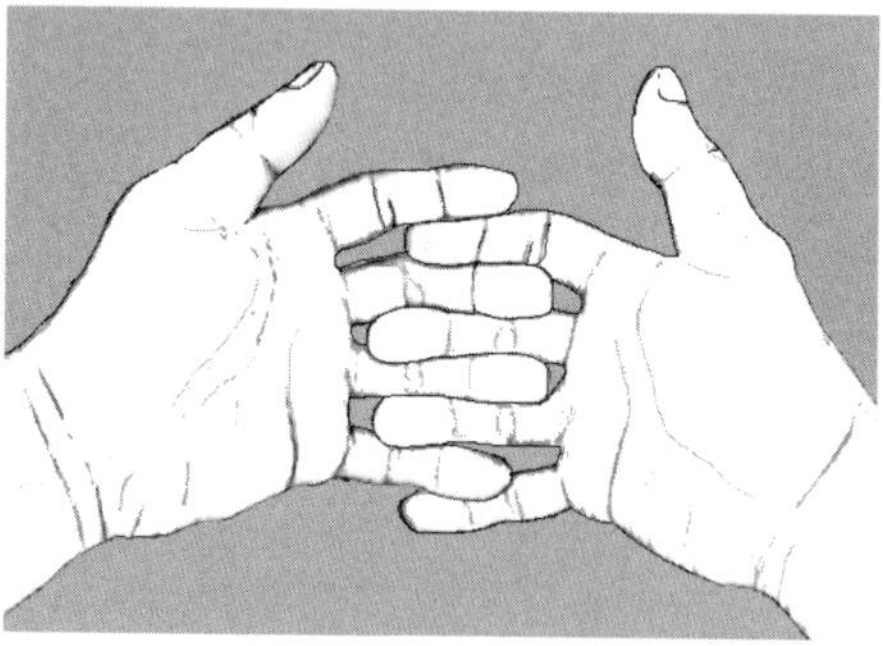

【今度は胸です】

★少し間をおいたら、両手を軽く相手の目の上に置き、さらに両手を伸ばして、相手の肩から胸の上にかけて手を置きます。

★肩の下のあたりは、たくさんのツボが集まっているので、両手の指を軽く開いてその位置に置きますが、多少ずれていても充分に効果がありますので、正確な位置に置こうと神経質になる必要はありません。

★両手は開いて中指と人差し指の間に胸の一番高いところが来るように置きます。

★そのまま、相手の息が静まってくるのを待ちます。目で見て胸の上下運動がゆっくりになってきた時がそうです。

★両手に軽く力を入れて、相手の呼吸に合わせてゆっくりと前後に動かします。

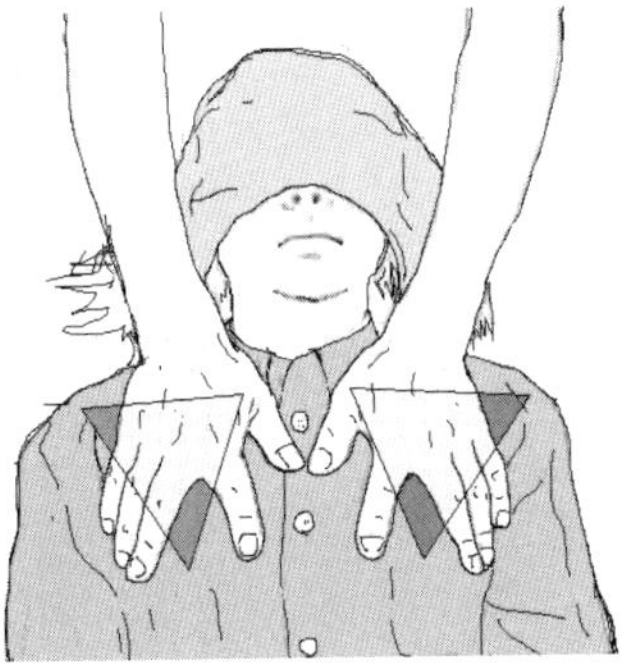

【今度は側面に移動します】

★左手を相手の体から離さないようにしながら、そのまま相手の左側に移動します

★左手を相手の喉の下あたりに置きます。左手の親指は伸ばして、相手の壇中（胸の一番高い所の間）に来るようにします。

★膻中《だんちゅう》は東洋医学では大変重要なツボのひとつです。

★右手で、相手のお腹のあたりを軽く触るか触らないくらいの感じで大きく円を描くようにします（50回くらい）

★これらは、すべて（ツボ）を押さえて

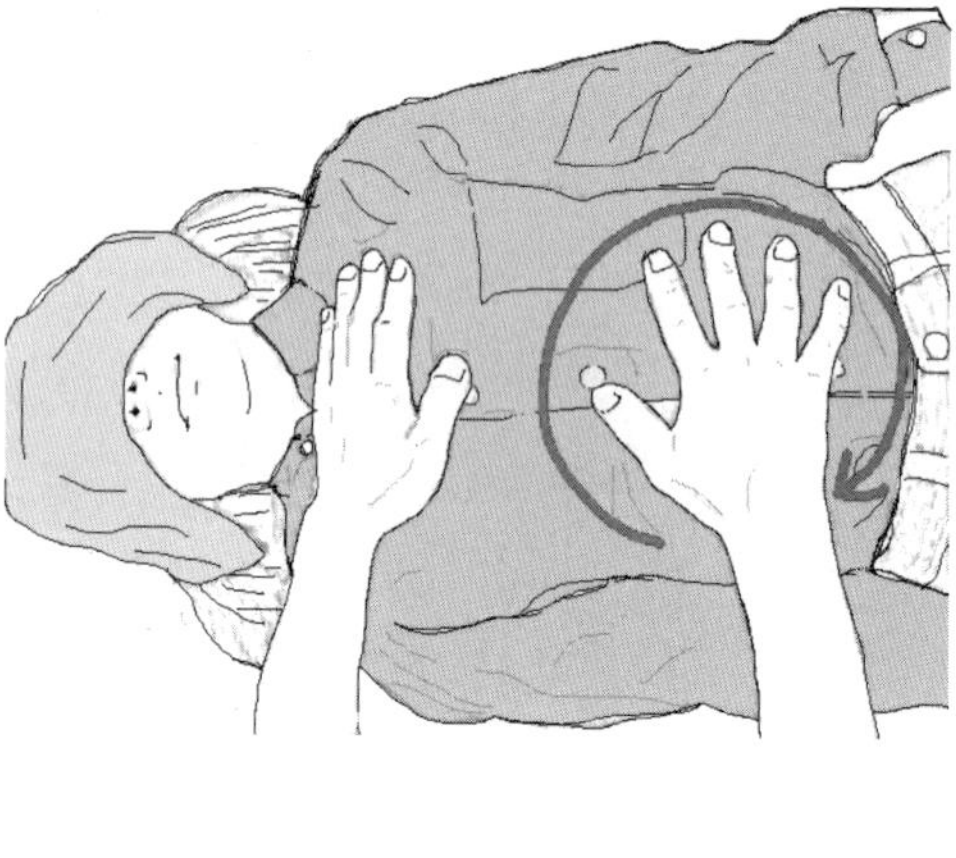

いますので、相手の体にエネルギー（氣）が入っていくようなイメージをしながら行うとなお良いでしょう。

★左手をイラストのように９０度　移動し右手を同じようにします。（途中で、円運動を反対周りにします）

★さらに左手を９０度回転させ、右手で同じように円を描きます。

※特に胃や腸のエネルギー（氣）がとどこおりがちの人は、この動作を行うと、おならが出やすかったり、お腹がゴロゴロといったりします。

※内臓が活性化されて働きが良くなることを事前に話しかけてあげると相手の人があまり緊張しないでしょう。

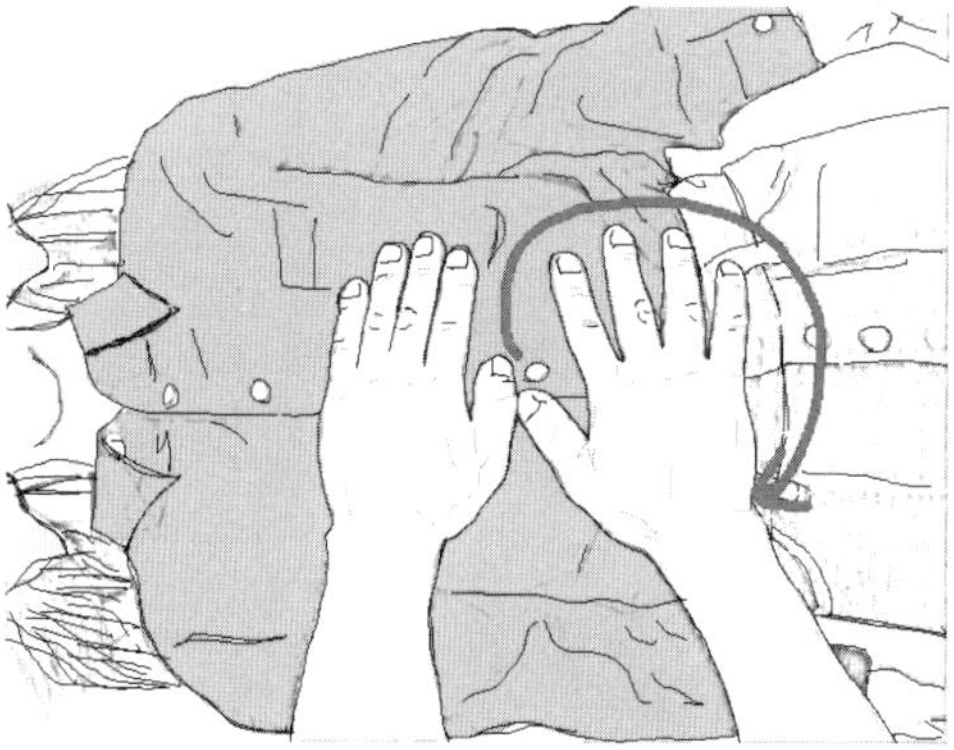

【今度は腰から脚です】

★　腰骨から太腿の外側に向かって　円を描くように軽く力を入れて回転させながら　足先に向かって掌（てのひら）を移動していきます。

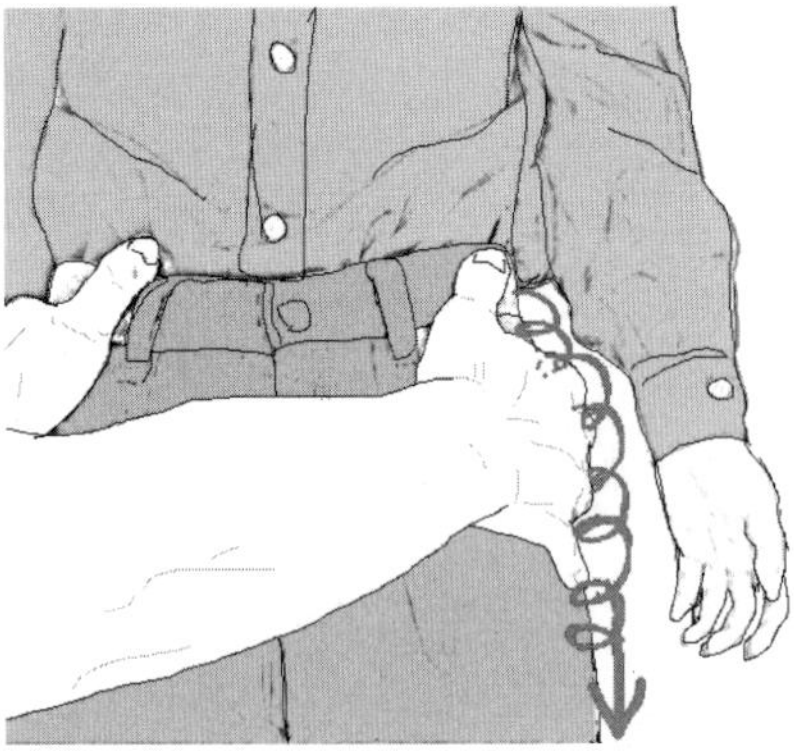

★この時、左手は、置きやすい位置に置くか、相手の方の弱い所、便秘だったら腸などの上に置きます。

★その時、置いている左手に圧力がかからないように注意します。

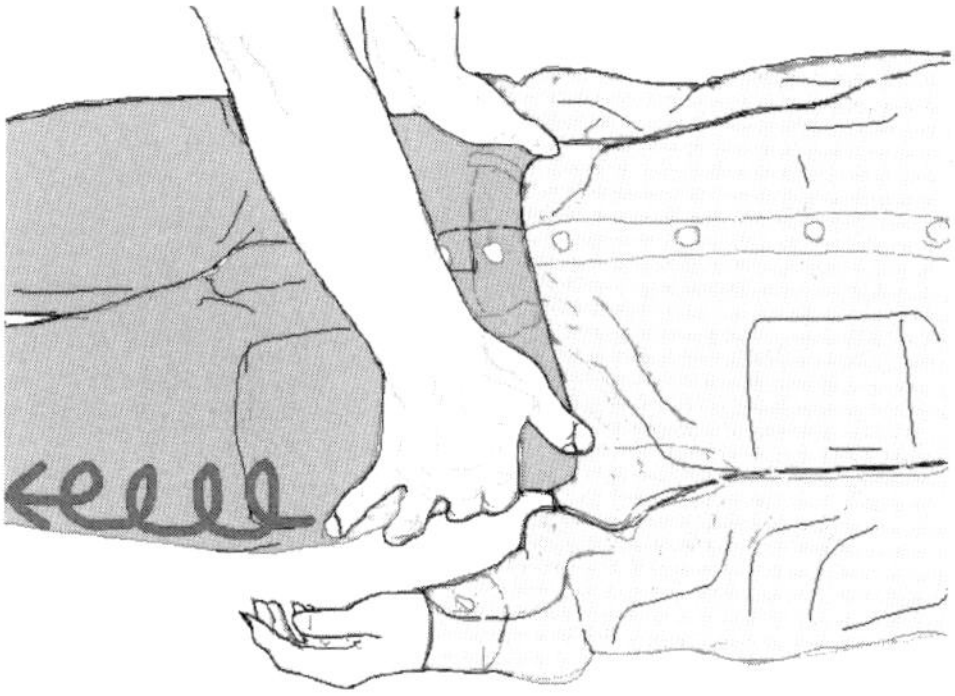

★くるぶしのあたりは掌の外側を使って念入りに行います。

★脚の上を通って、体の上の方向に向かって　同じように移動します。

★それから脚の内側を通って、回転させながら足先に向かって移動します。

★左右、同じように行います。

※これらの一連の動作（ハープ療法）を行うと、下半身のエネルギー（氣）の流れが良くなります。

※冷え性で冬など足先が冷たくて寝付けないような人は特に、血行が良くなって、足がぽかぽかするのでおすすめの施術です。

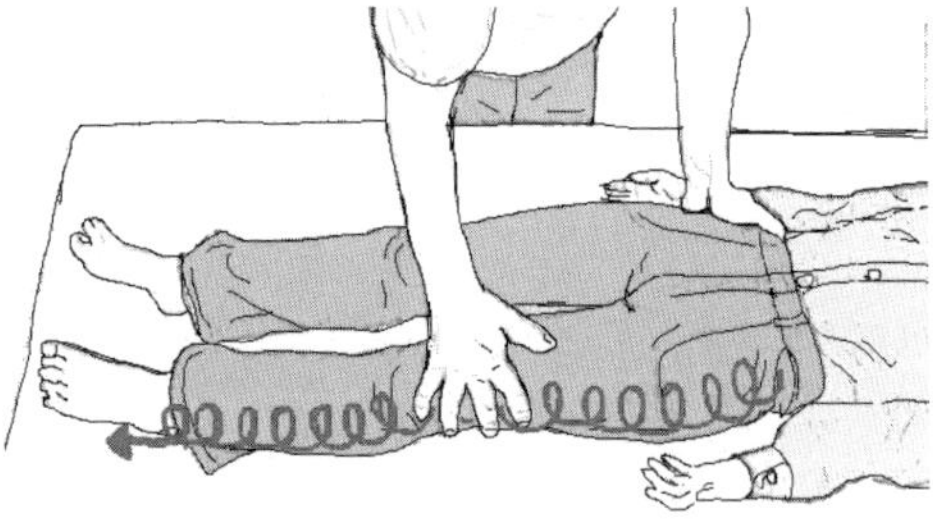

【足です】

★寝ている人の両足の親指を　両手の人差し指と親指でつまむようにして軽くもみほぐします。

★同じように、足の指を一本一本外側に向かって、もみほぐしていきます。

★足には様々なツボ（経穴）があるのが知られていますが、ツボに関係なく足の指をまんべんなく刺激するのも、かなり有効な方法です。

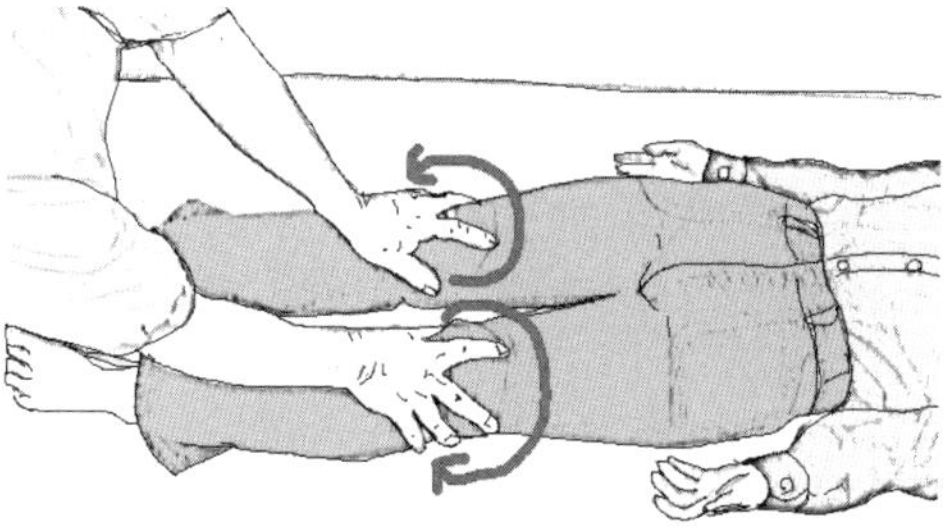

★手をつぼめるような形で両足先を持って、足の甲を筋に沿ってなでるようにします。

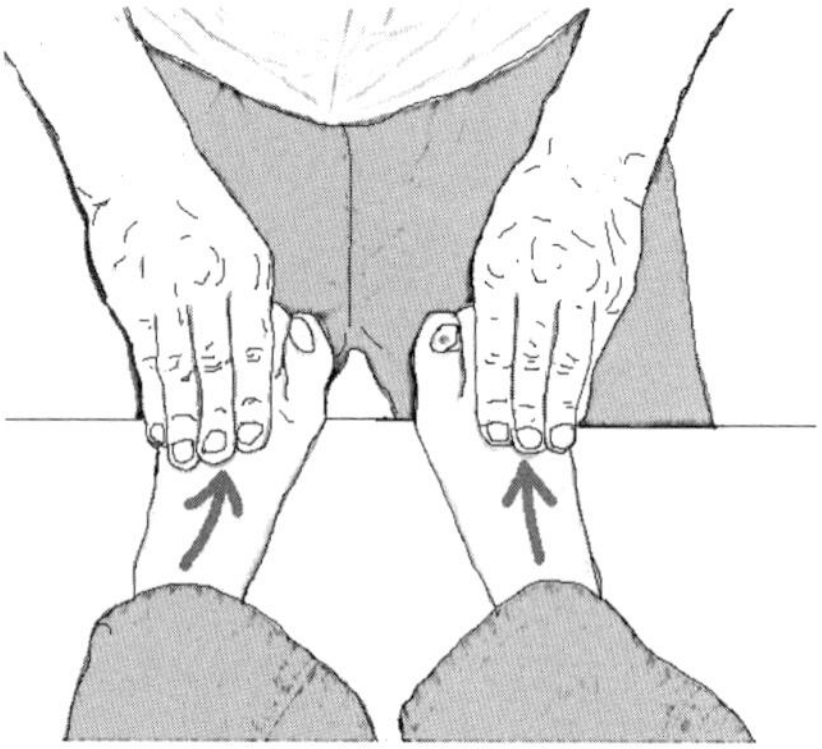

★これも、神経を刺激することによってエネルギーのとどこおりを無くし、新陳代謝を促します。

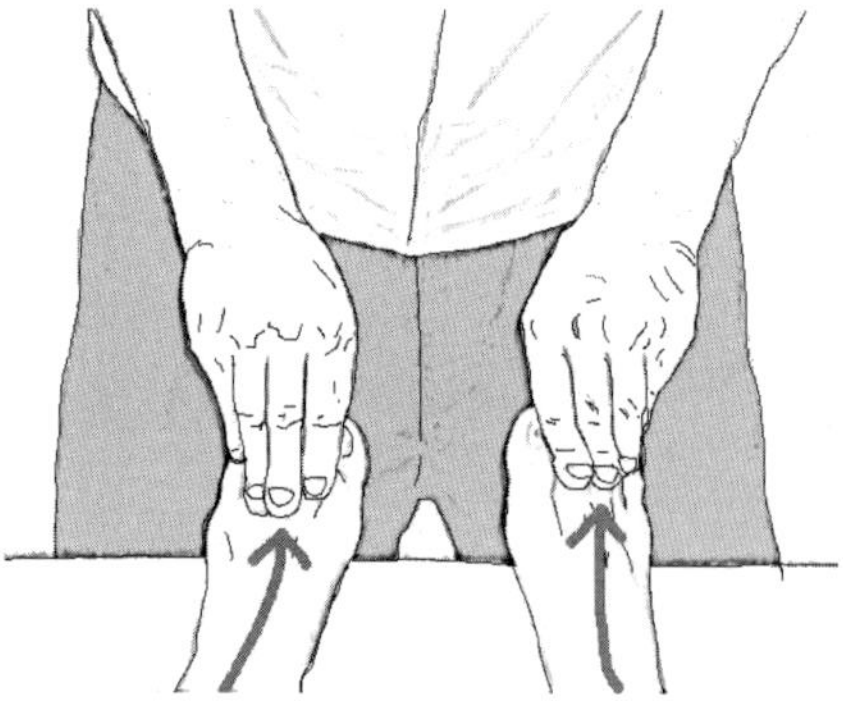

★ 掌《てのひら》の「労宮」が足裏の「ゆうせん湧泉」に当たるように手を足に当て、軽く、チョンチョンチョンと、相手の体が揺れるくらいの力加減で押します。

※ その刺激が内臓まで達し、自律神経を整えます。

体の中まで「氣」を送ります

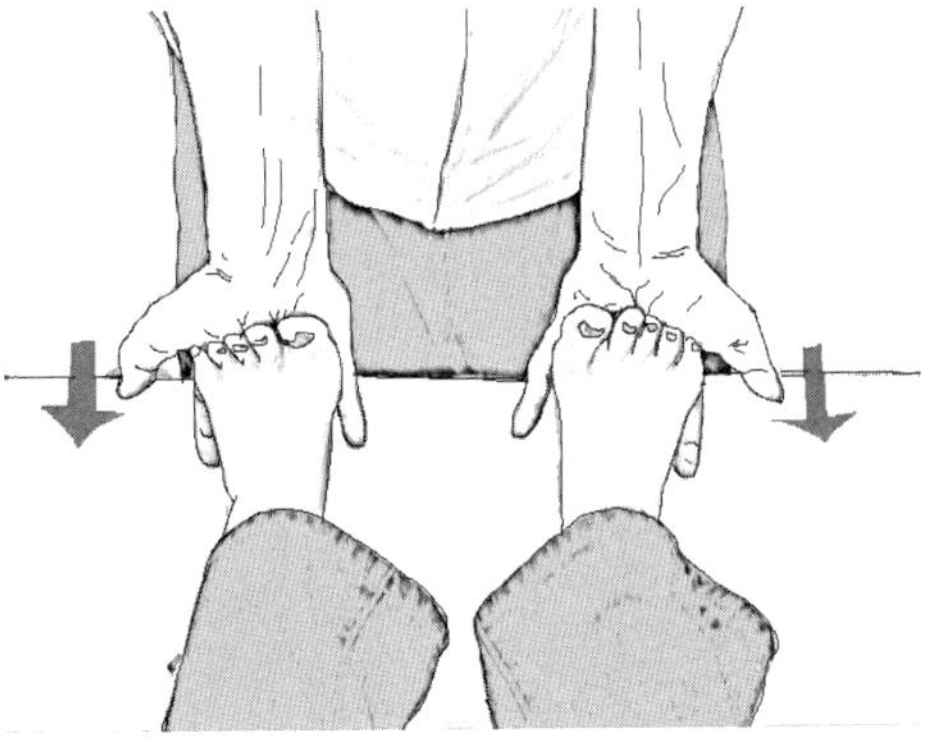

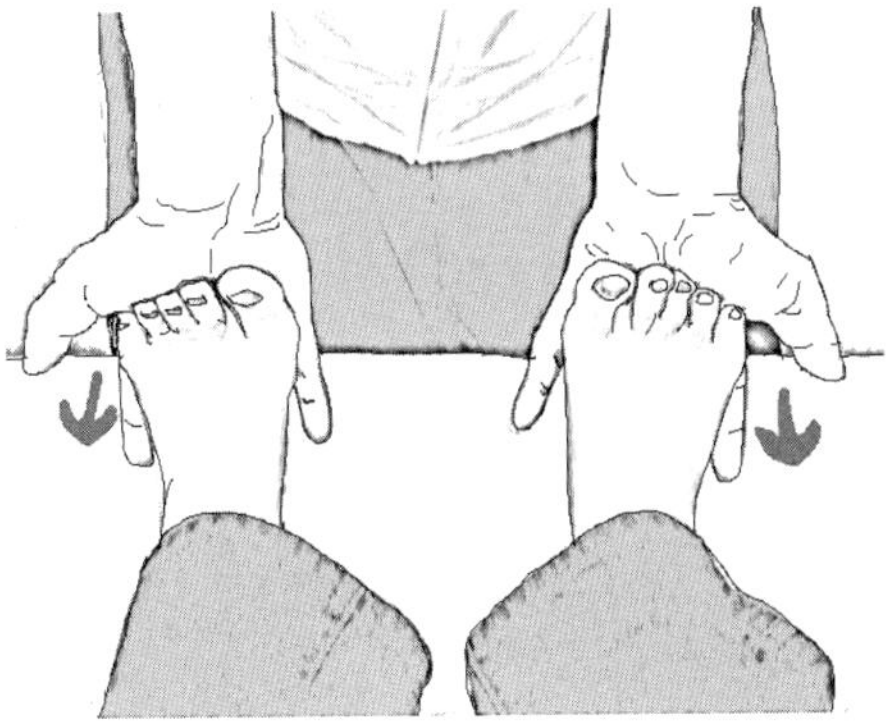

［全身を払います］

★ 寝ている人の脇に回ってわきの下に片手を差し込むように入れ、もう片方の手を肩の辺りに置いて、その周辺から氣のとどこおりをかきよせるようにして、腕を両脇からつかむように持ち、ぐっと力を入れ気味に、3回、手先に向かってなでおろします。

★ 反対側に回って、同じように、もう片方の腕を払いおろします。

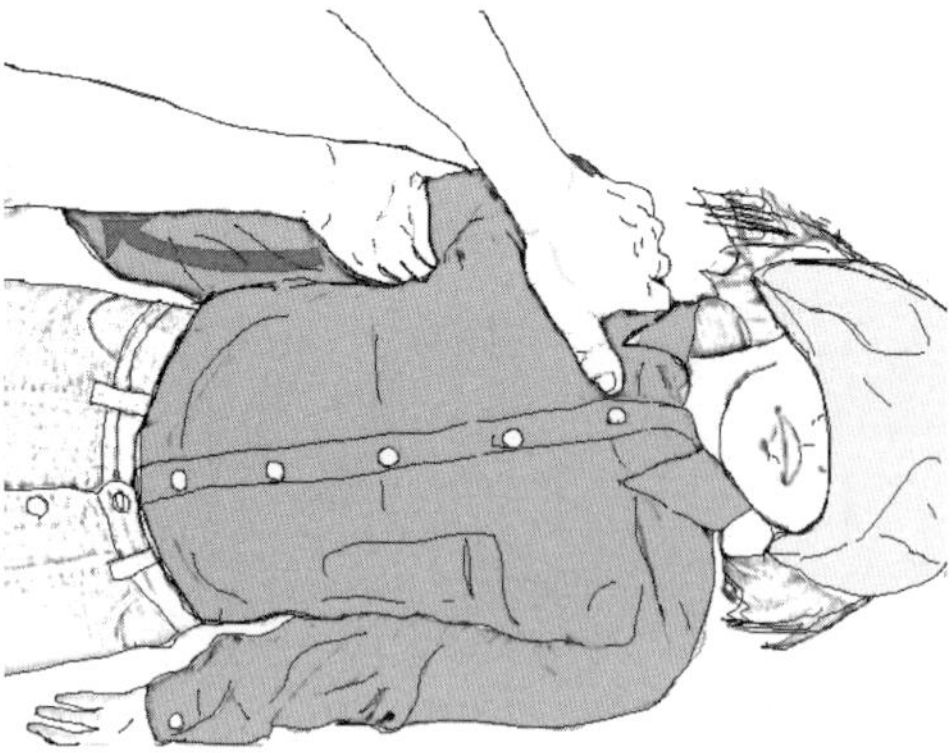

★両脇に手を差し込み、足先に向かって払います。

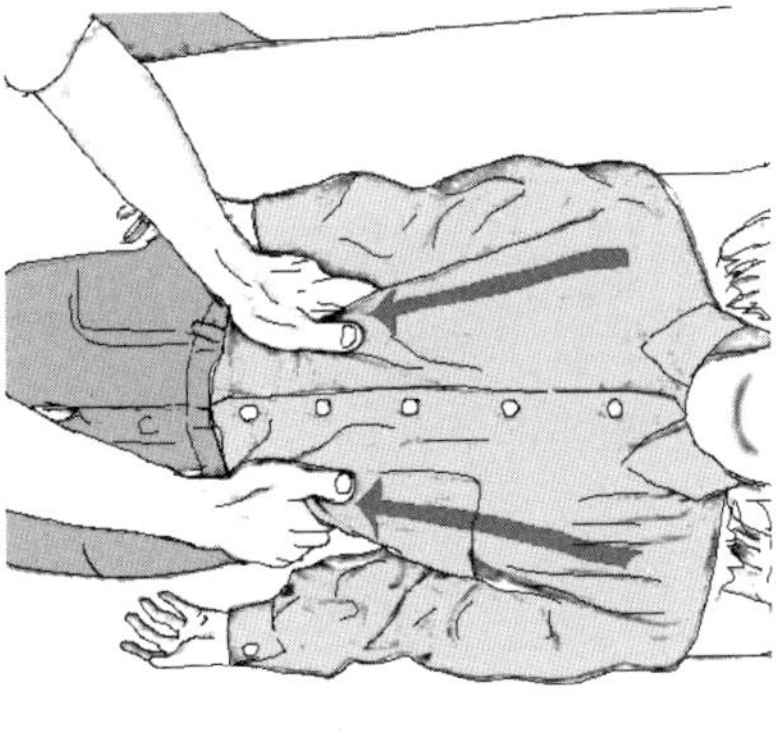

★ 胸の中心を、掌でお腹の方向にむかって、3回グッと払いおろします。

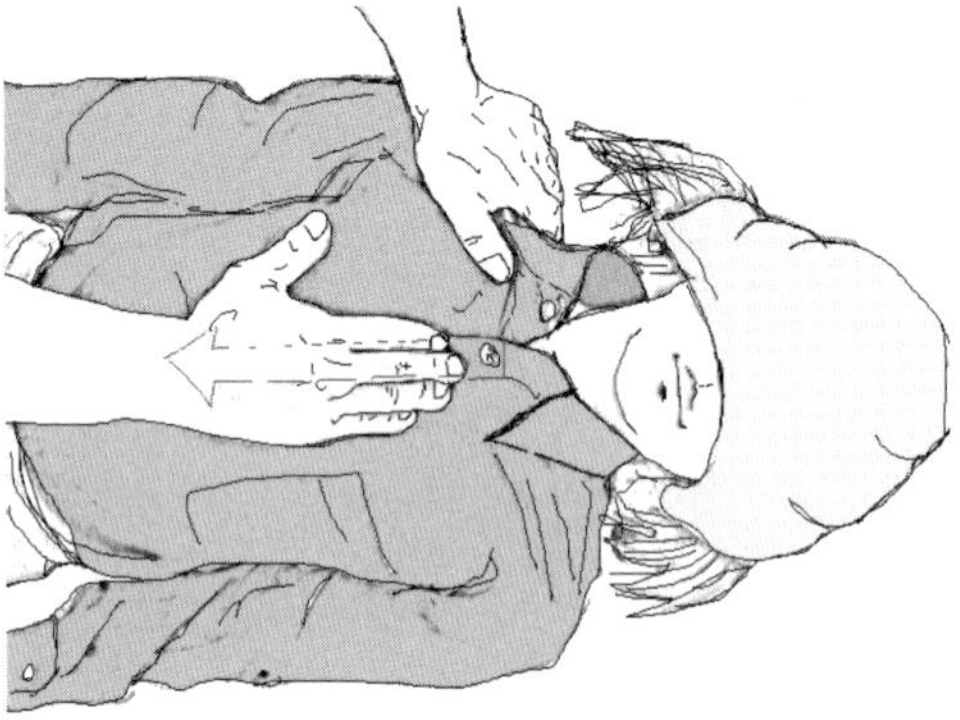

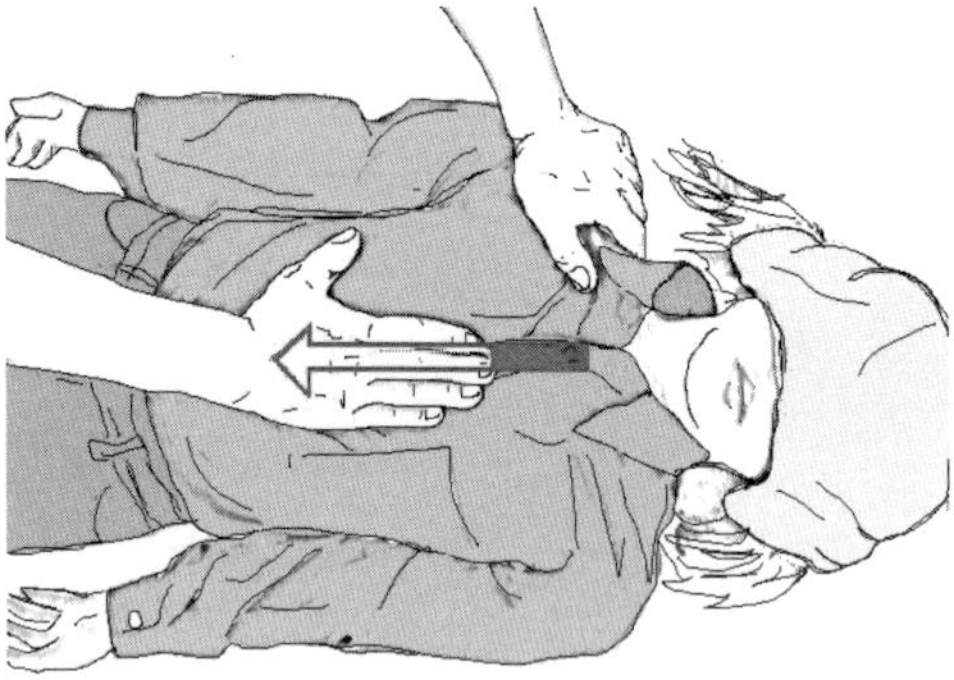

★次に足です。両手で足の付け根の辺りを持ち、3回グッと払いおろします。

★もう片方の足も、同じように払います。

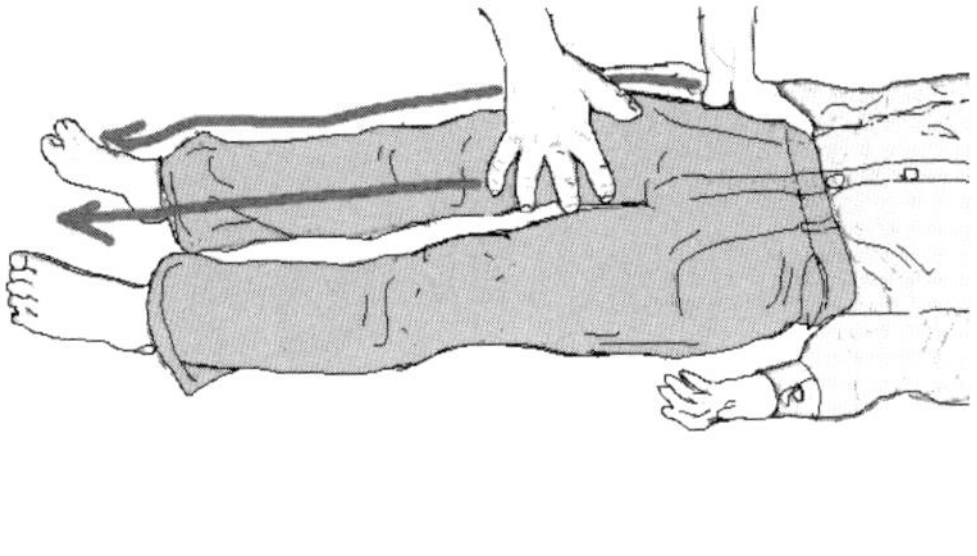

［最後の仕上げです］

★相手に立ってもらいます。

※この時、相手の人はかなりリラックスして体全体がゆるんでいる状態ですので、、顔にかけている布をそっと取りながらゆっくりと起き上がるように声をかけてあげましょう。

★相手の人に、向かい合って立ってもらいます。

★その時の距離は、両手を前に伸ばして、ぶつからない程度の近さです。

★両手を掌を下にして前に出し、相手の

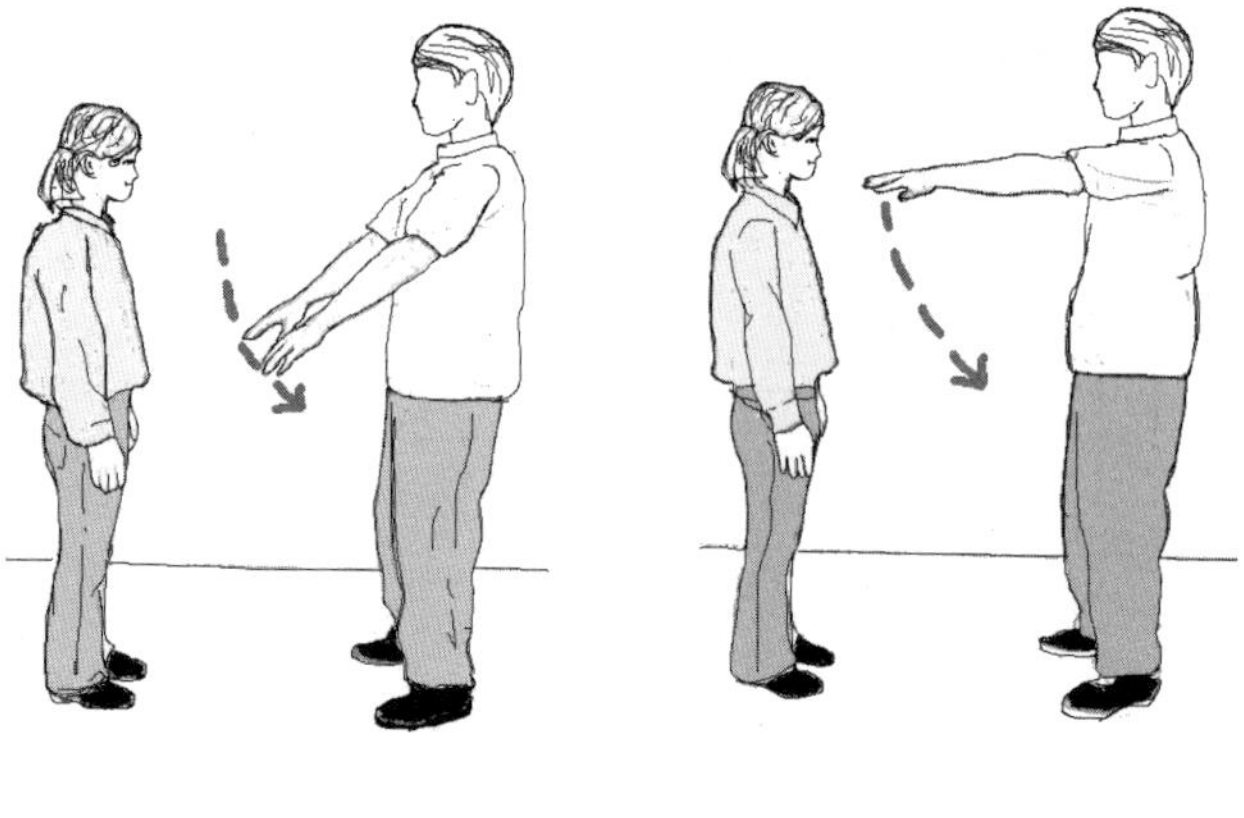

人が、自分の掌の下にいるようなイメージをします。そのまま手が自然に下に下りてくるのにしたがって、手を降ろします。

★相手の人には立ってもらったまま、自分は相手の背中の方に回って、軽く力を入れながら、パンパンパンパンとリズミカルに叩きます。

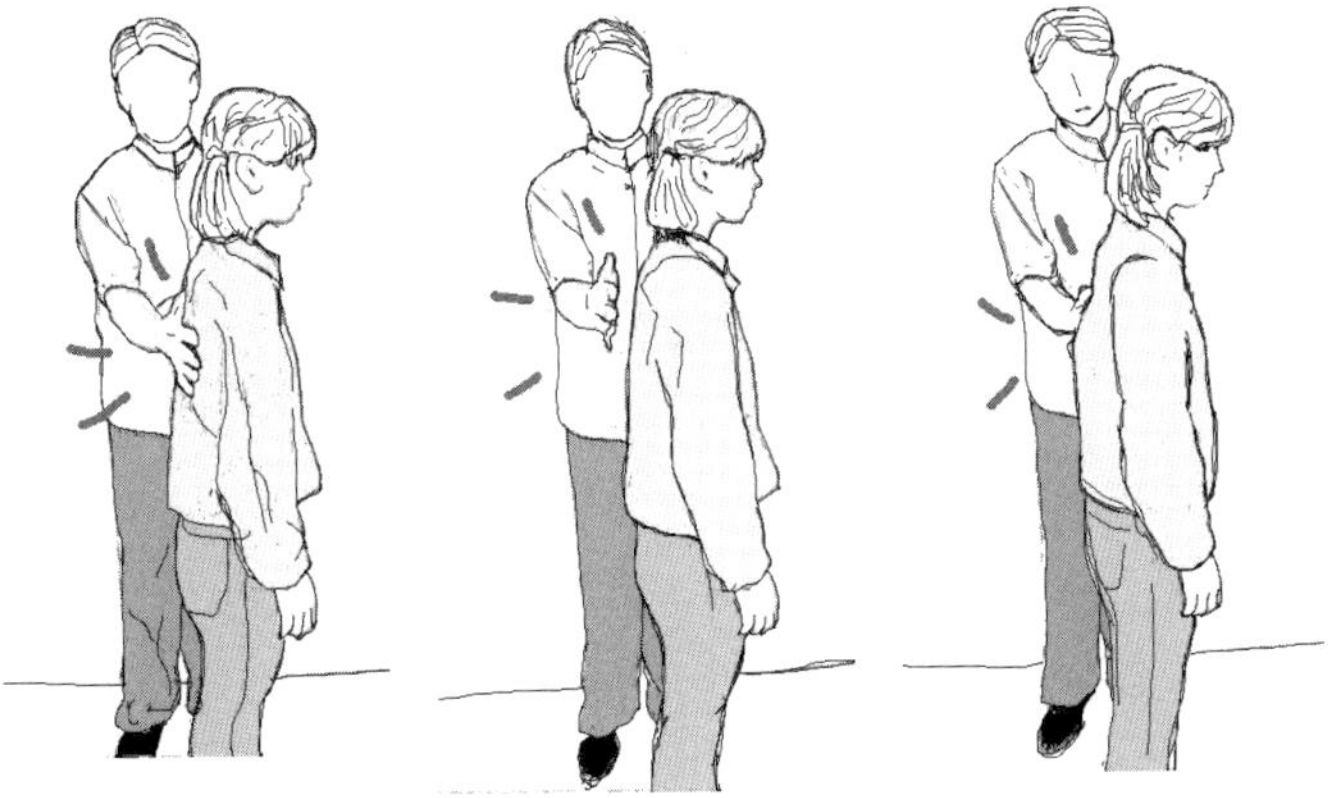

★今度は、相手の頭に刺激を与えます。自分の両手の指先を使って、リズミカルに叩きます。

★最後に、両手で、相手の両肩から両手先に向かってなでおろして終了です。

[以上で施術がすべて終わりました]

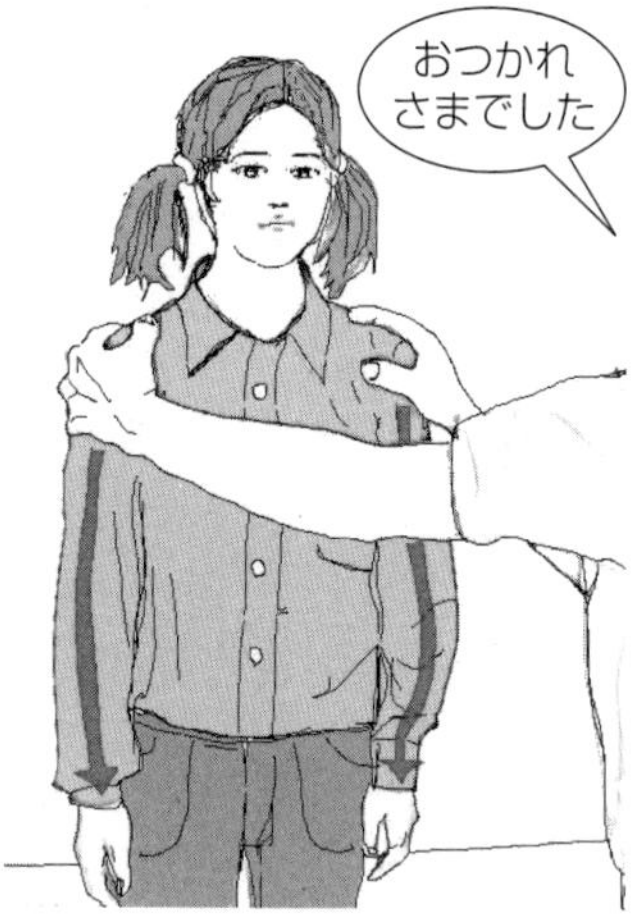

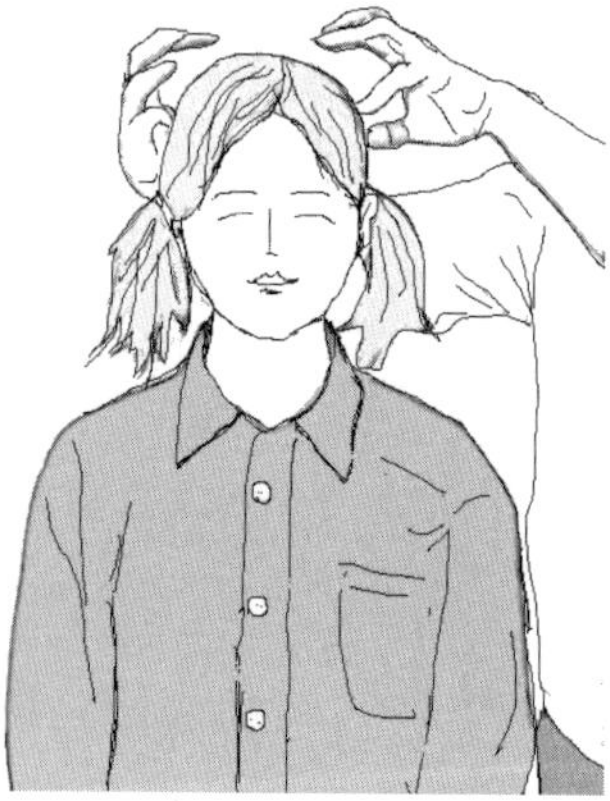

3　座っても出来るハープ療法

最初に触れたように、ハープ療法は相手が椅子に座っていても出来ます。それについて、簡単に説明しましょう。

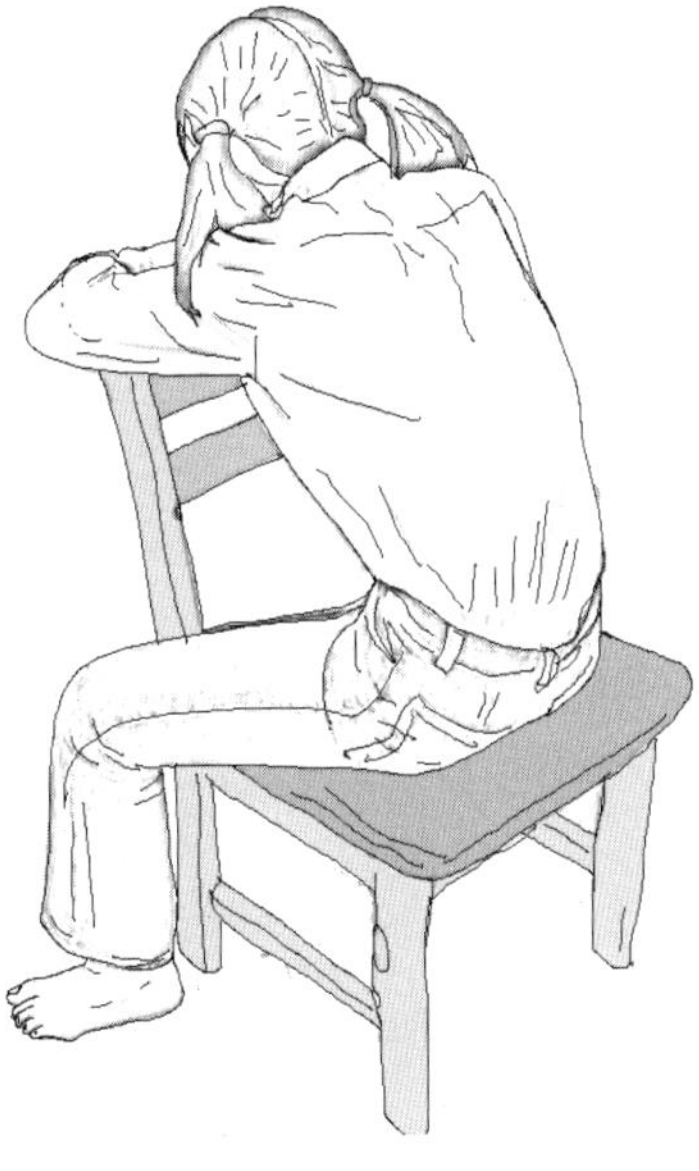

◆準備

背当てのついた椅子に相手の方に反対向きに座ってもらいます。背当ての無い椅子でも出来ますが、背当てに寄りかかるようにしてもらうと、相手の方の余分な力が入らず、ハープ療法が行いやすくなります。

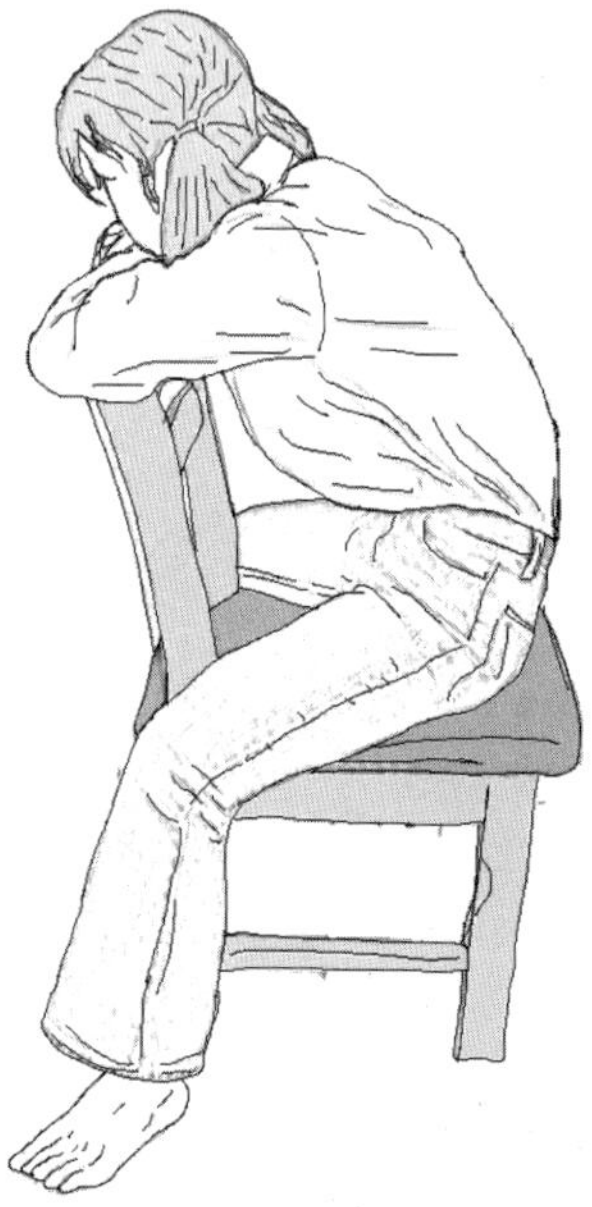

なるべく体の力を抜くようにして座ってもらいます。

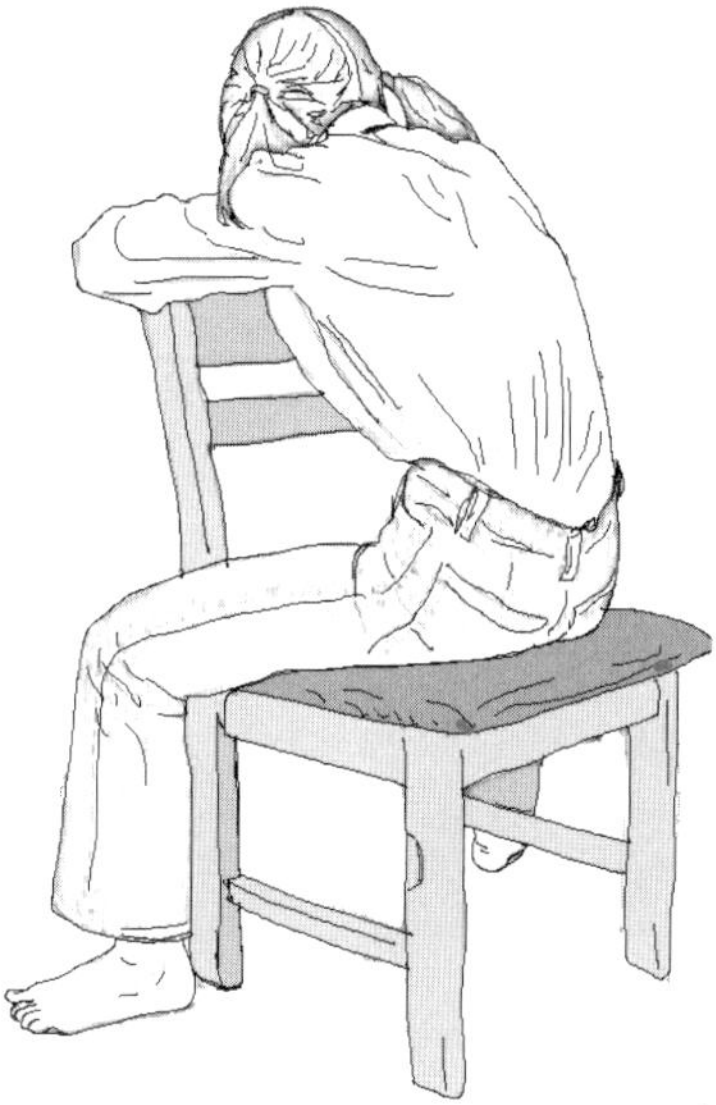

最初に、横になってハープ療法を行うのと同じように、頭と両肩両腕、背中を払うように強めになでます。

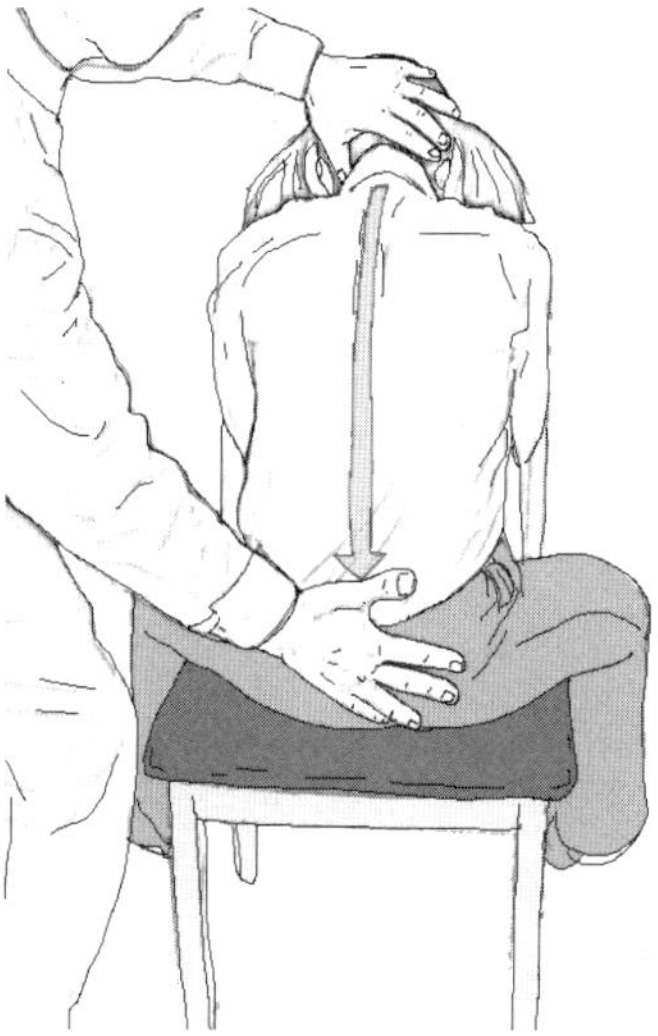

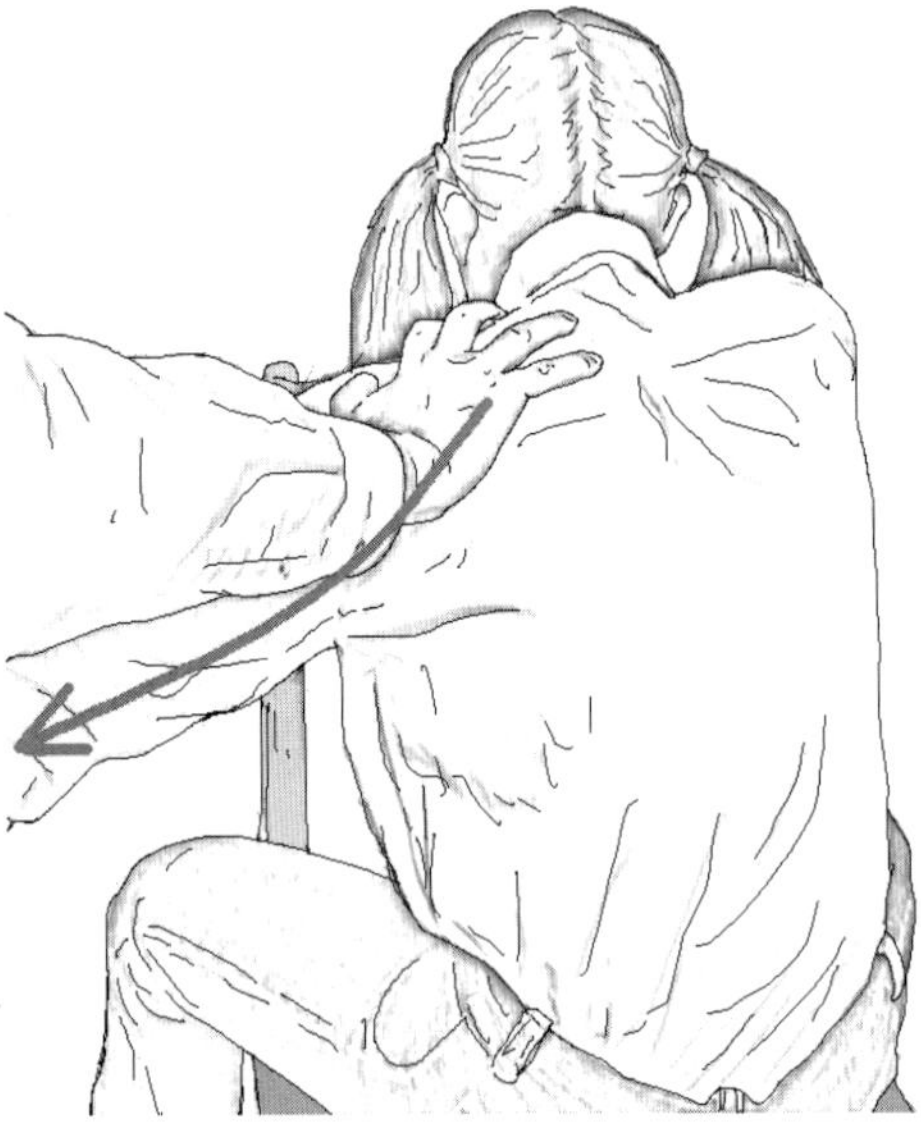

肩から指先に向かってぐっと払いますが、力を入れすぎないよう注意します。

腕を払うとき、自分が行いやすいように持ちます。

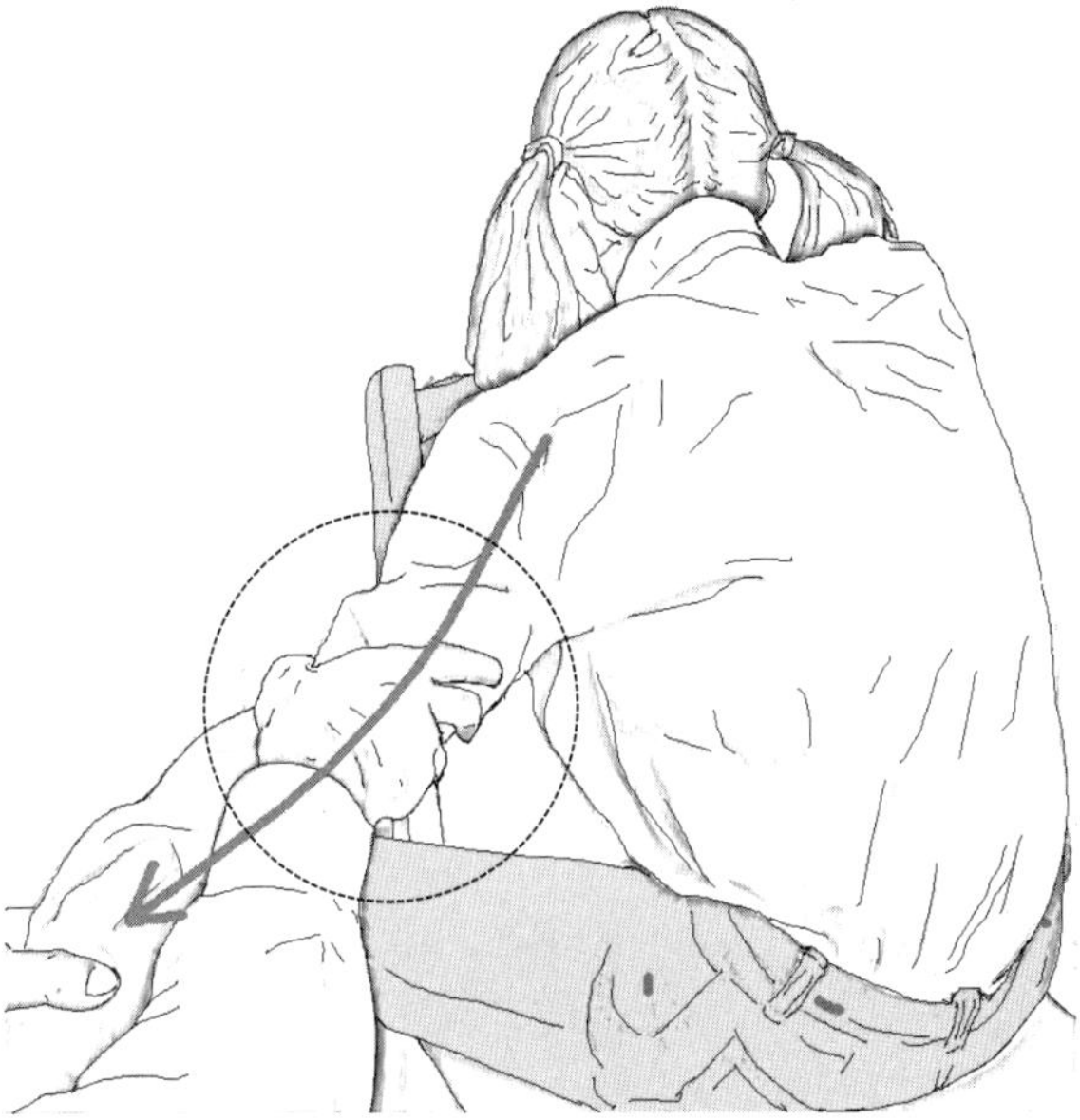

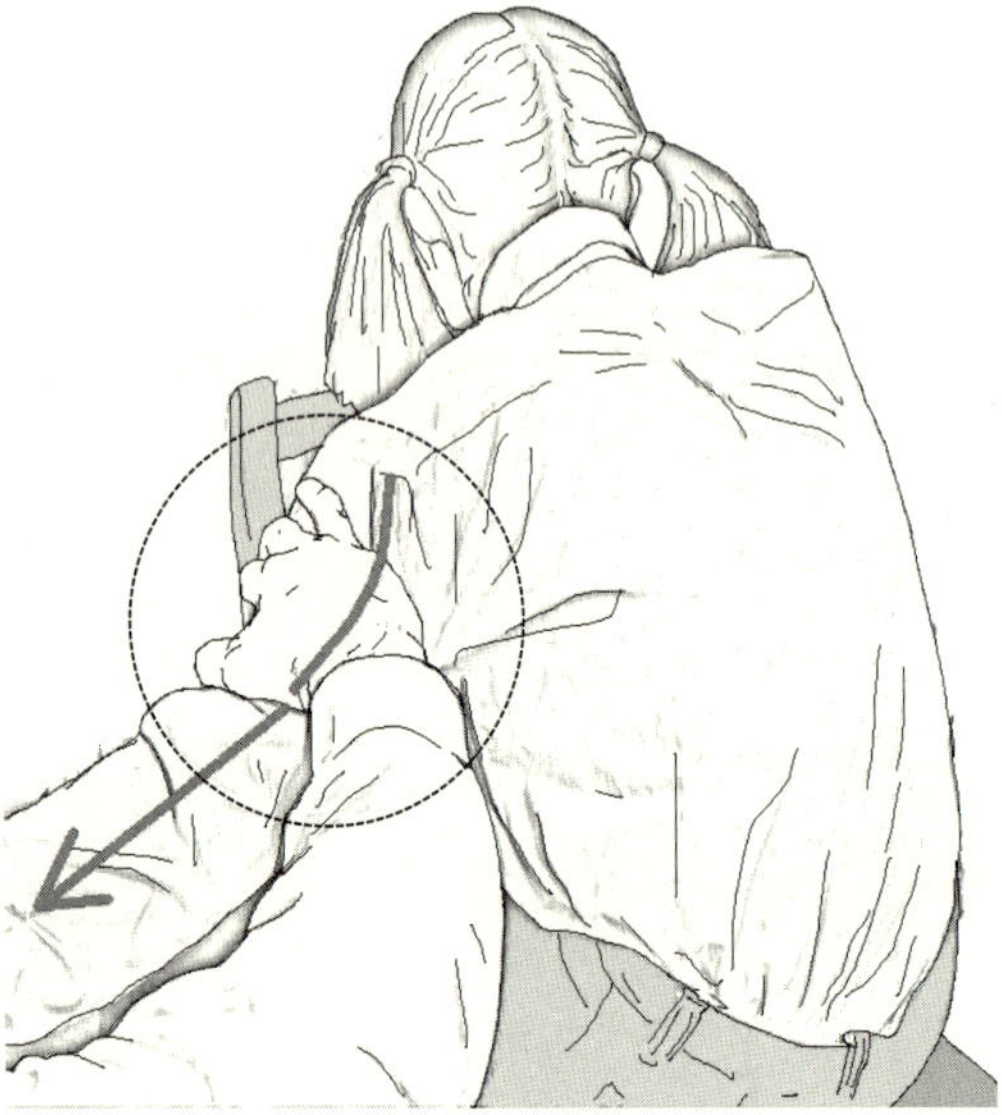

腕を払うとき、自分が行いやすいように角度を変えて持ちます。

相手の頭に両手を置き、しばらくそのままでいます。頭の後ろに手を置くことによって、高ぶった相手の「氣」を静め、「氣」を入りやすくします。

相手の大椎（首の下の骨の出ているところ）に片手の労宮が当たるように置き、もう片方の手の労宮を尾骨に当て、しばらく置きます。

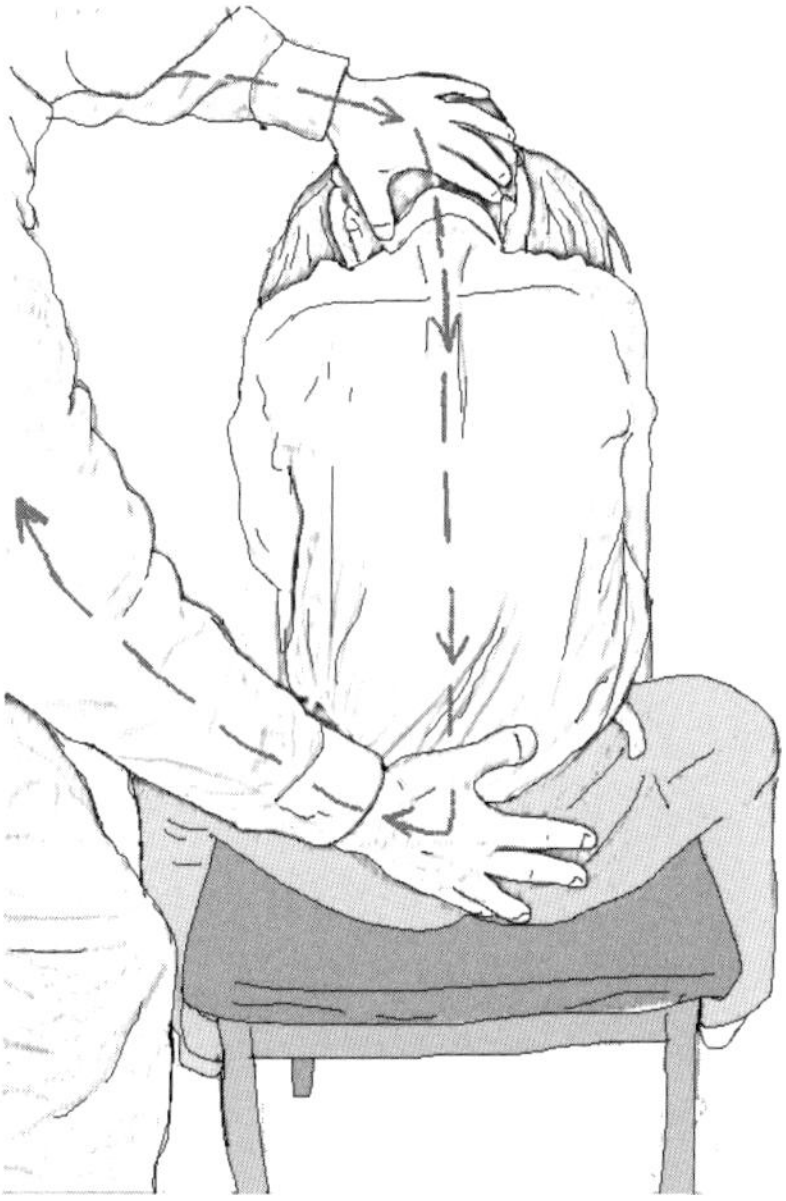

片手で相手の肩をぎゅっとつかむようにしてから力を軽く抜いて、円を描くようにしながら肩甲骨の周りを移動します。

もう片方の手は置きやすい位置に置きますが、なるべく相手のもう片方の肩に手を置くようにすると、右手が動いている間にも左手で癒すことができます。

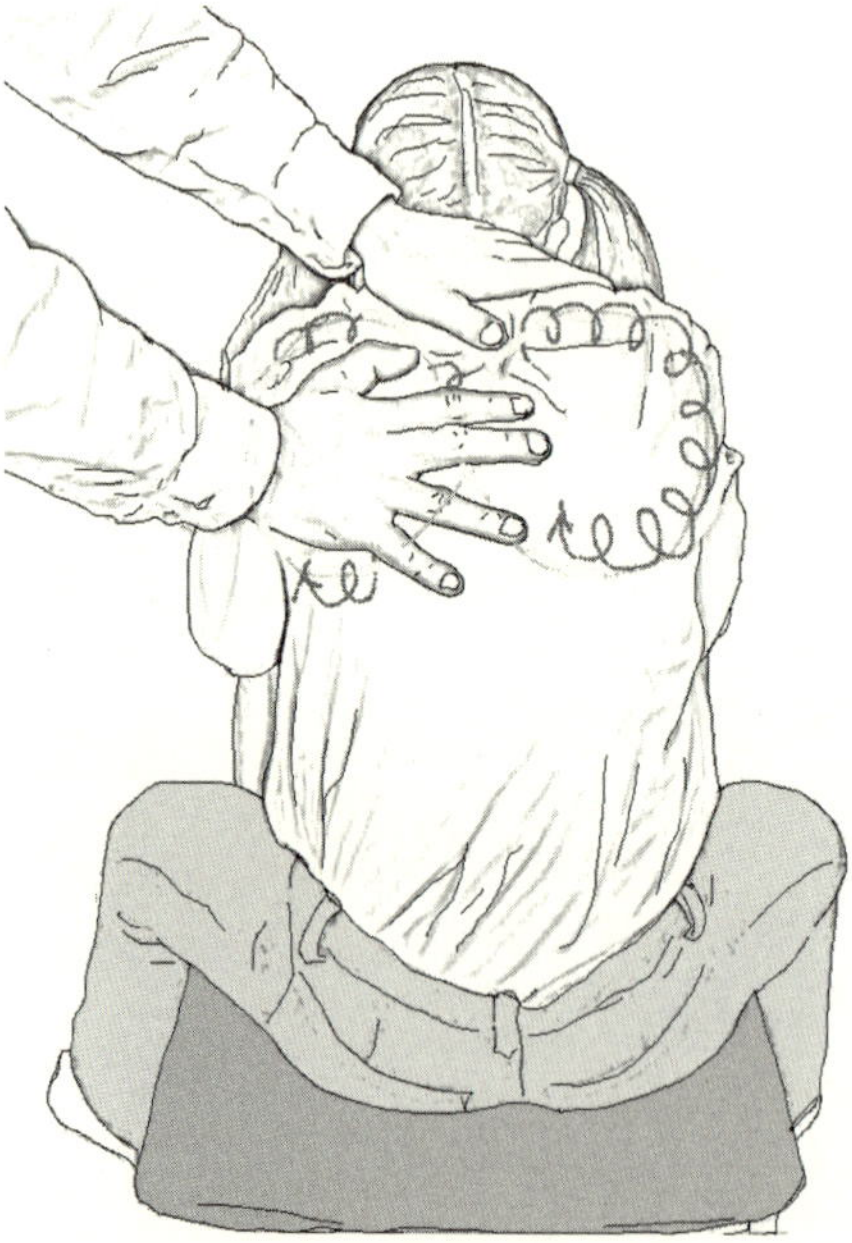

そのように両側の肩甲骨の周りを行ったら、今度は背骨を中心に背中を行います。その時、もう片方の手は大椎（首の下の骨の出ているところ）に置きます。

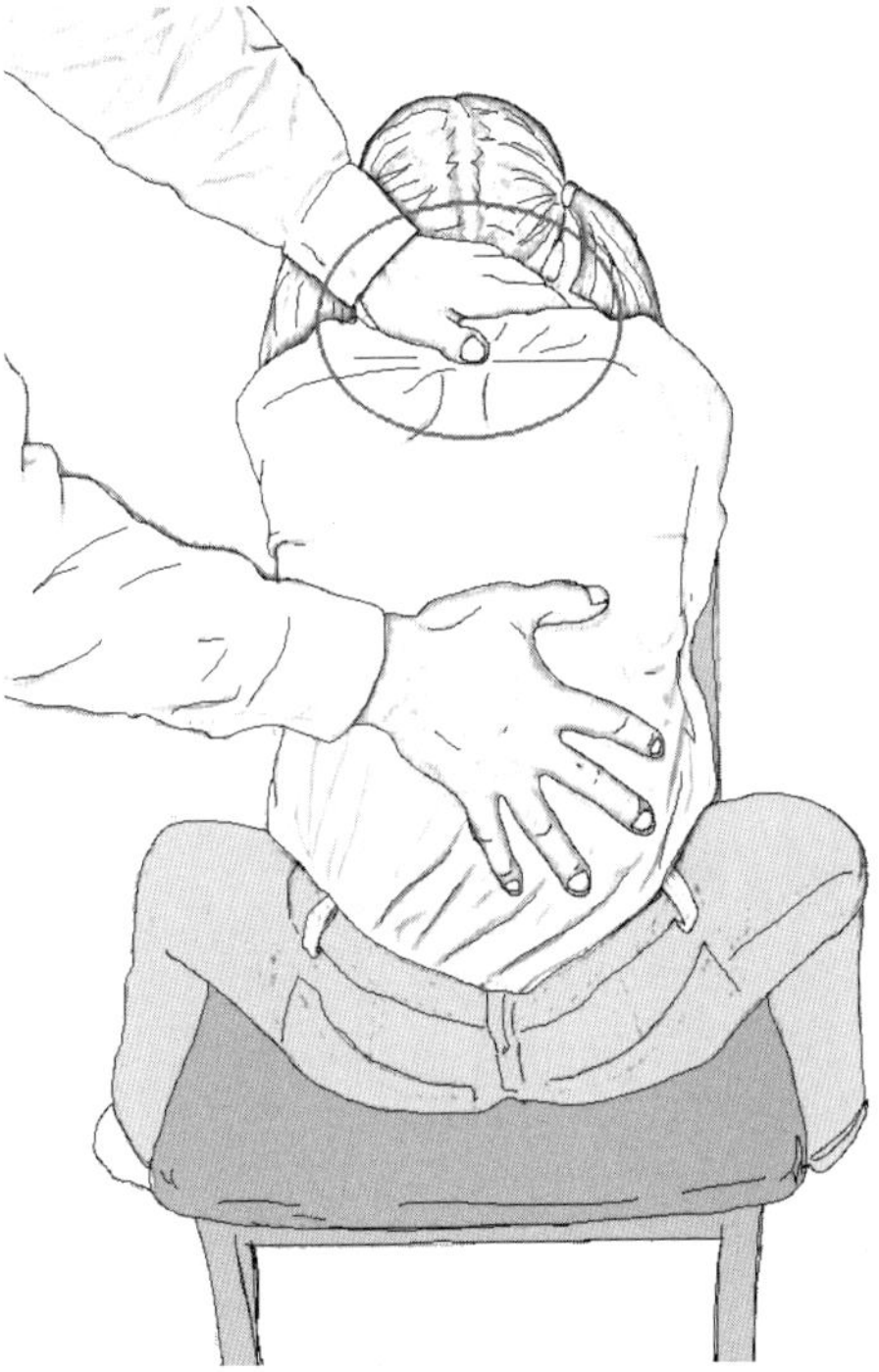

左手を置いたまま、右手を軽く円運動をさせながら、背骨の右側を右腰から右の肩甲骨の下に向かって移動させていきます。

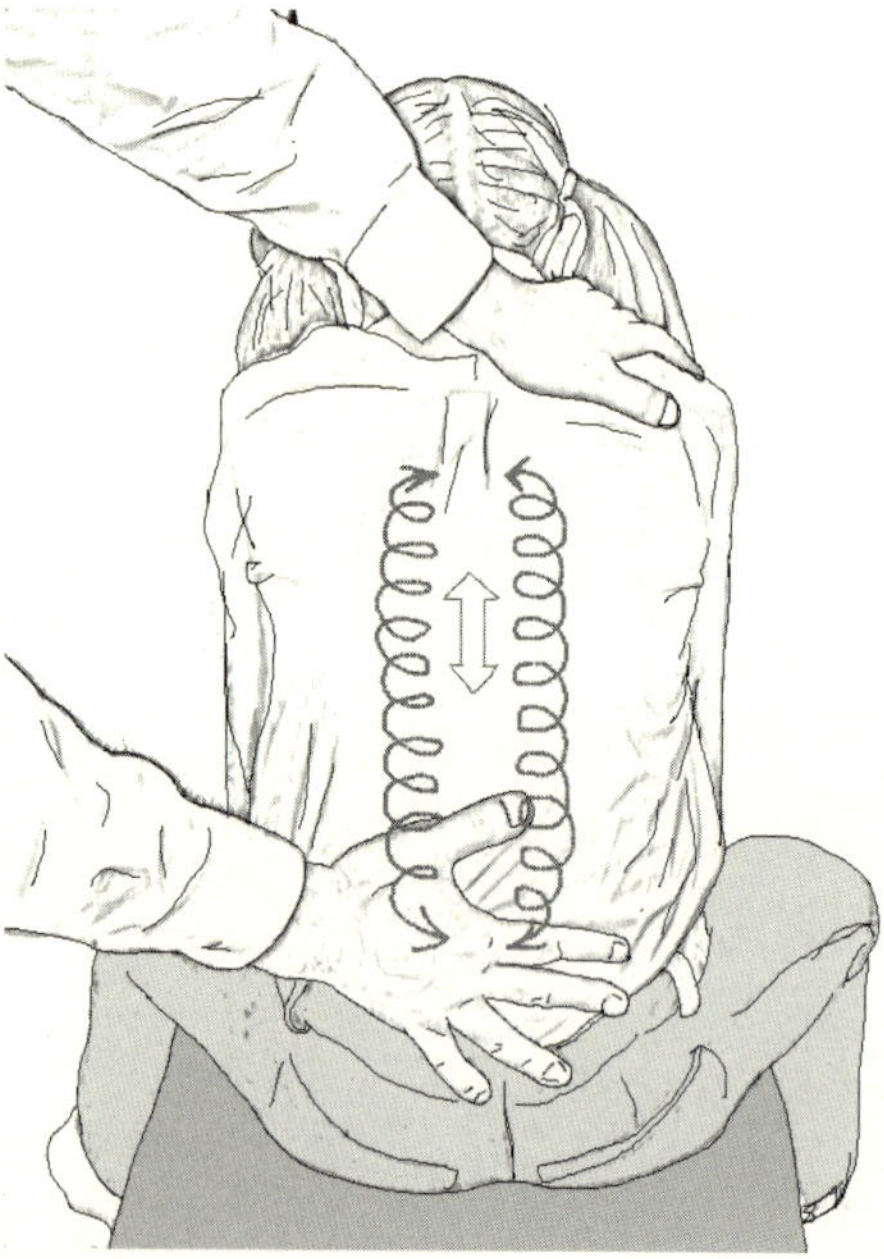

肩甲骨の下の辺りで右手を外側に移動し、また同じように軽く円運動をさせながら先ほどと平行に腰に向かって移動していきます。

背骨の左側も同じように円運動をしながら何回か往復します。

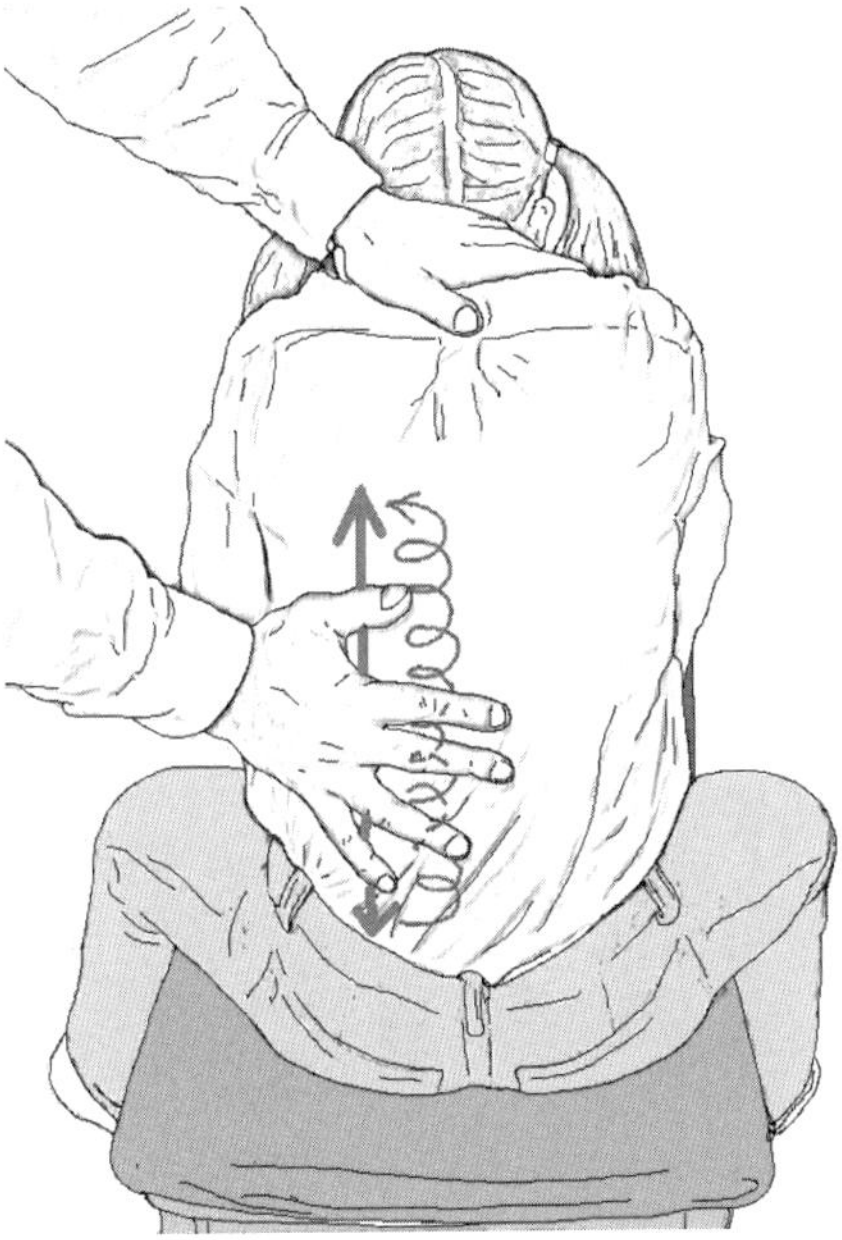

「今度は、相手の方に普通に座ってもらいましょう」

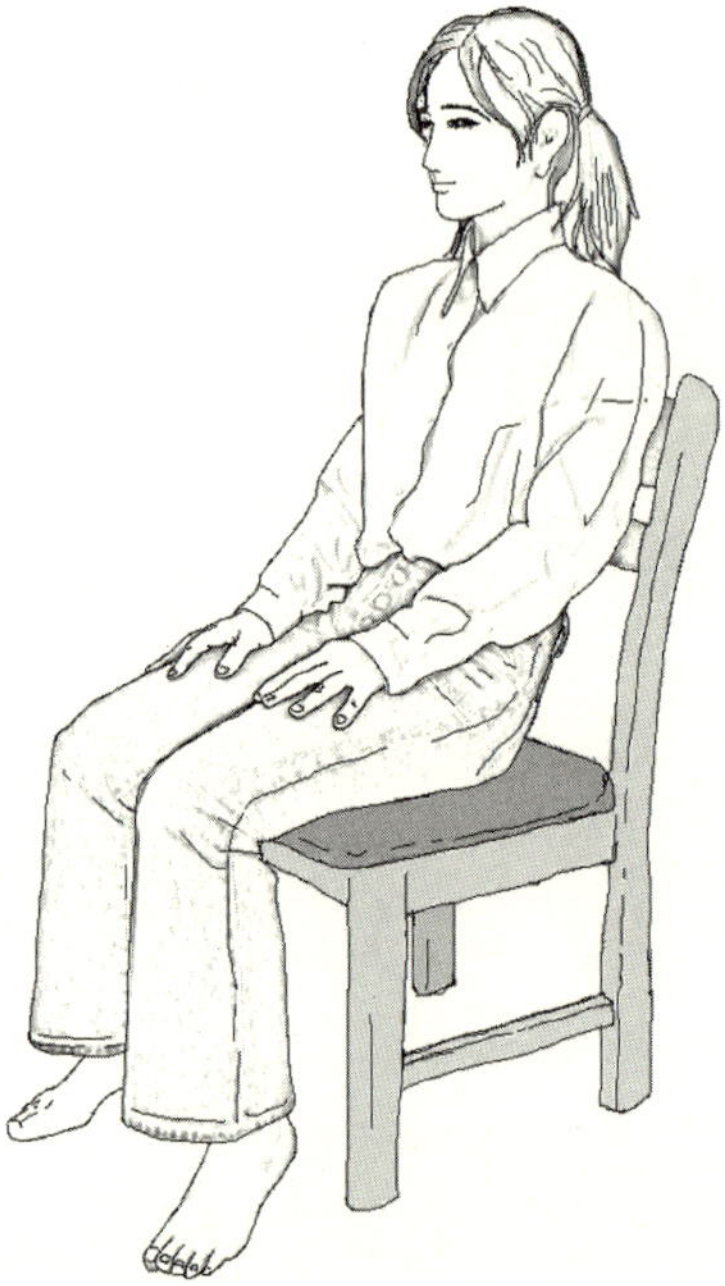

相手の方の片脚の外側を腰から足先に向かって、円を描くようにしながら移動していきます。

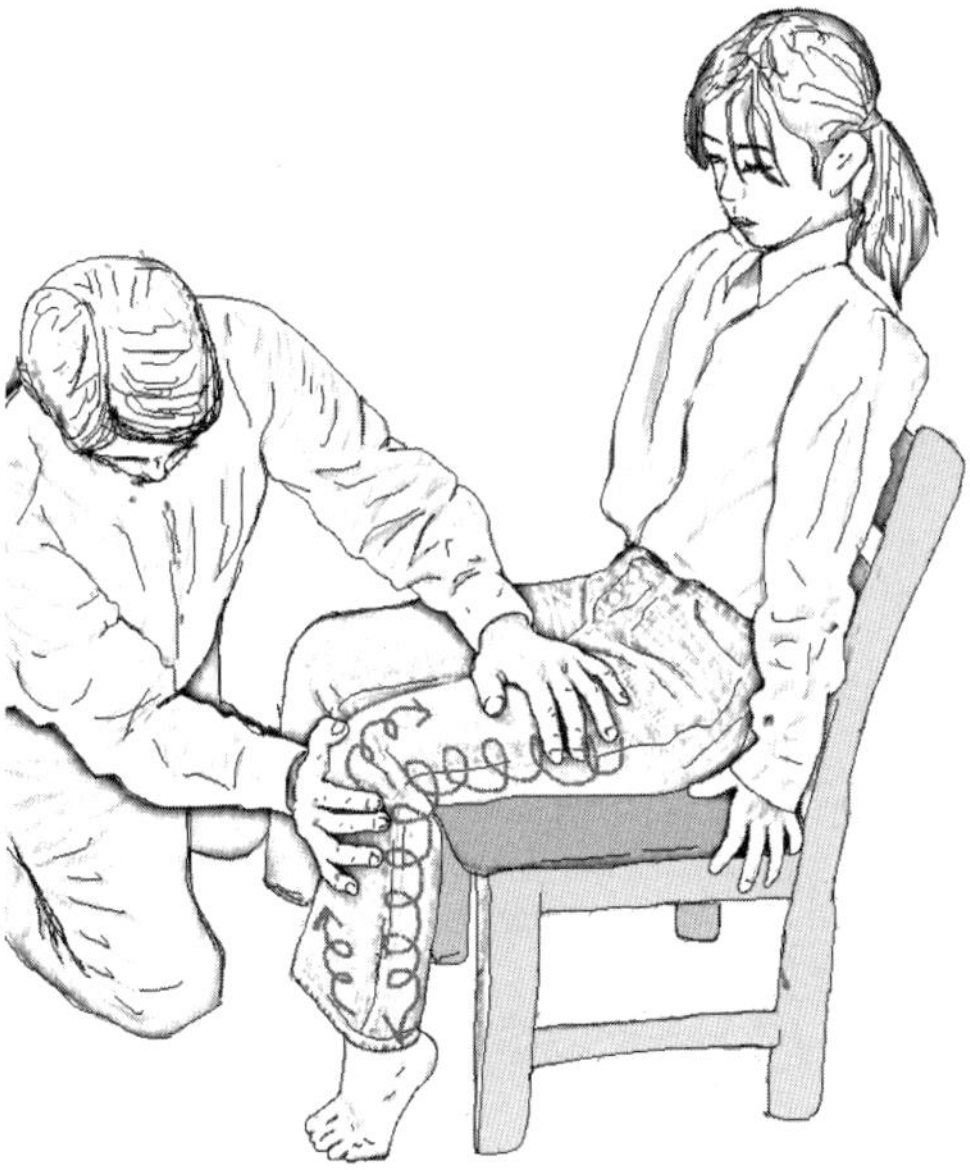

足先まで丁寧に行います。

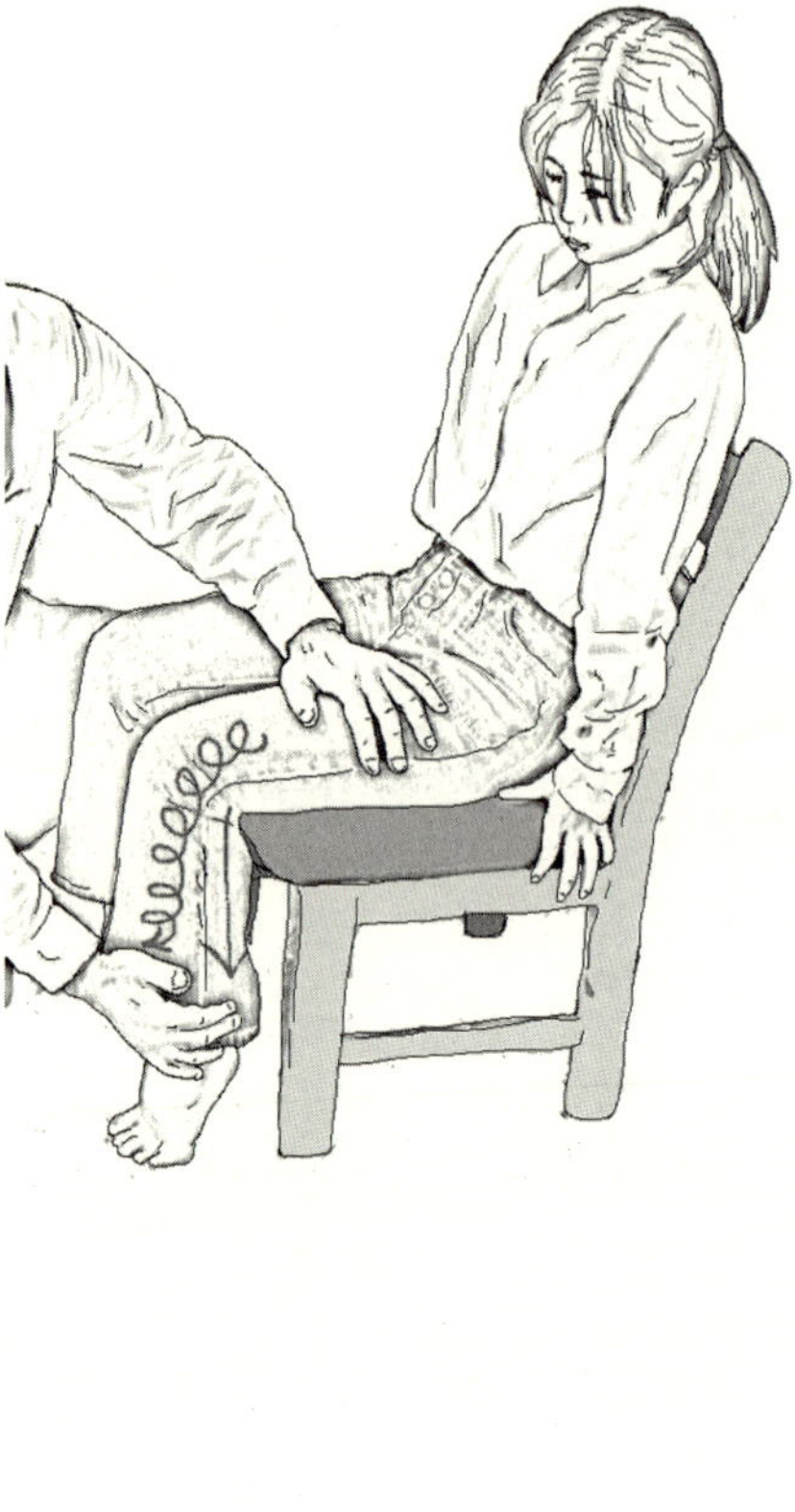

くるぶしのあたりなど、特に念入りに行います。

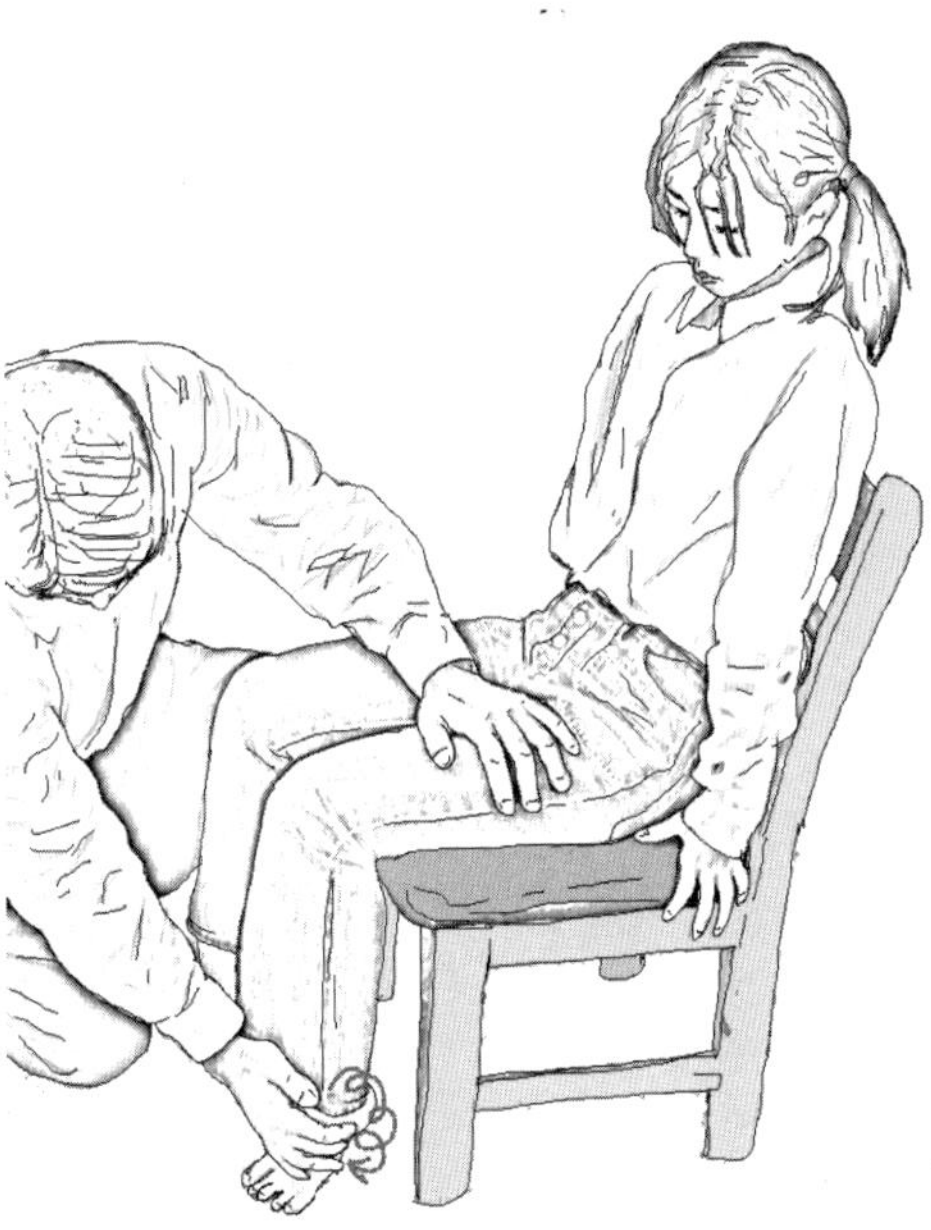

脚の上側をまた円を描きながら脚の付け根に向かって移動していき、さらに脚の内側を足先に向かって円を描きながら移動していきます。

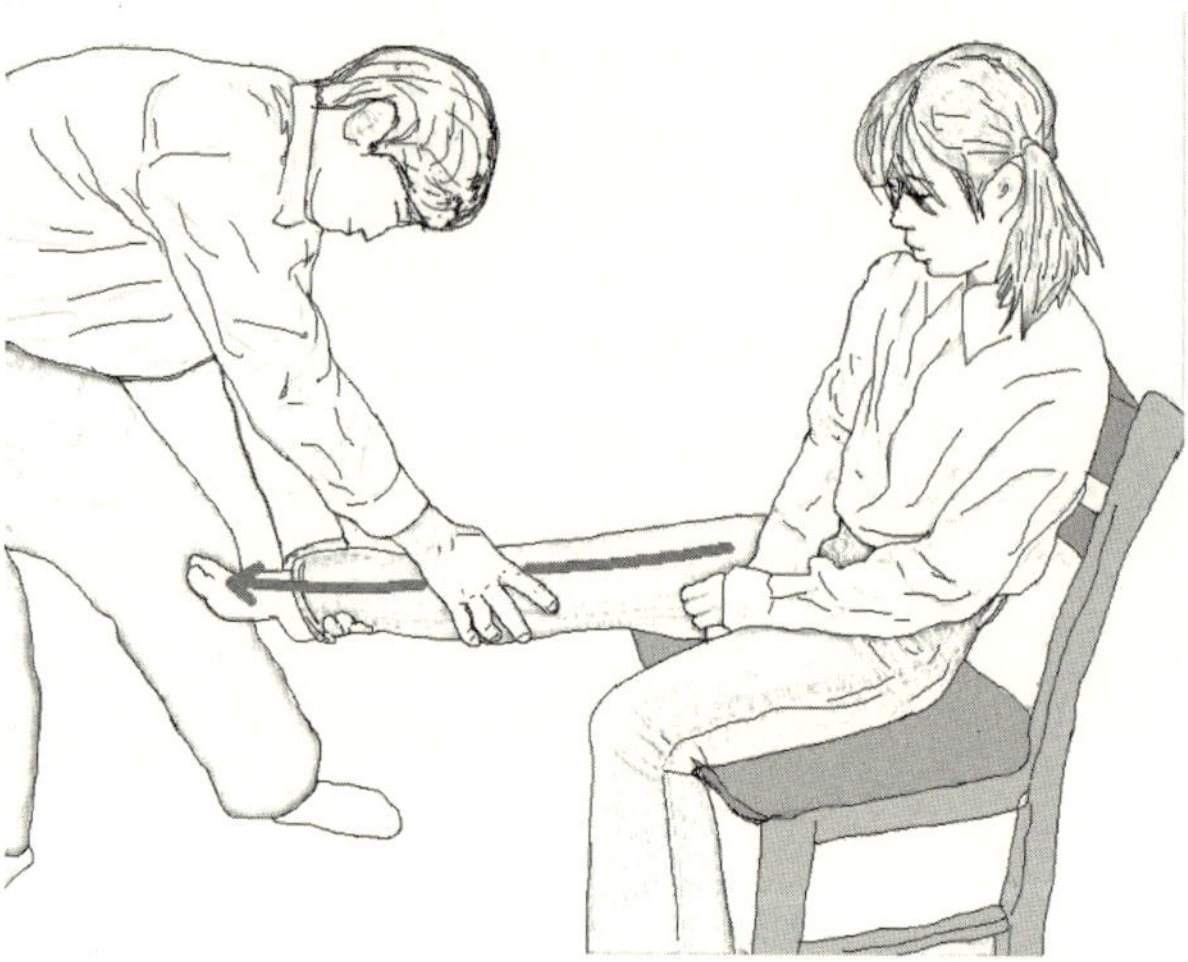

もう片側の脚もおなじようにします。

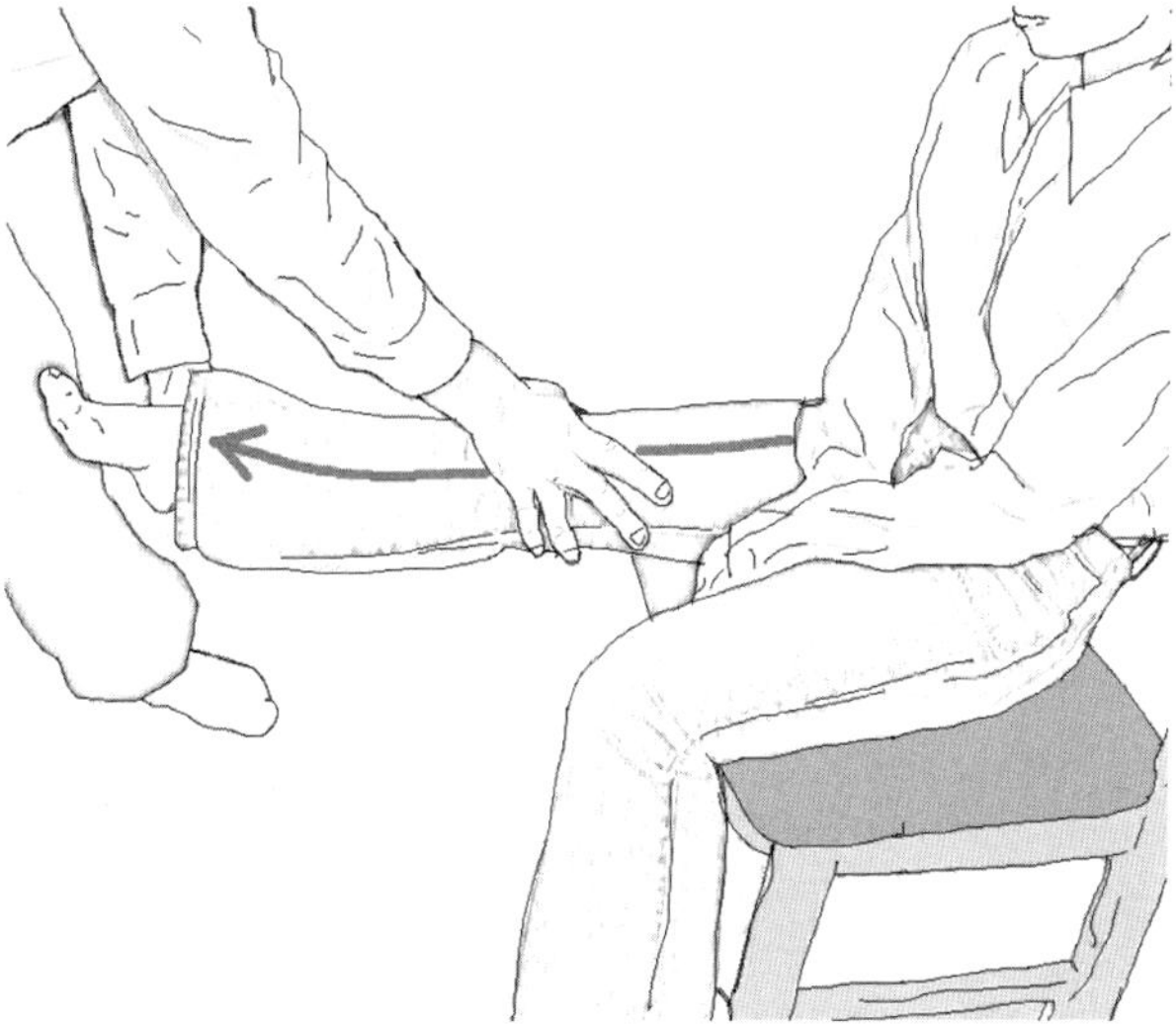

今度は、足先に移ります。

相手の両足の親指を両手でつまむようにして軽くもみほぐします。

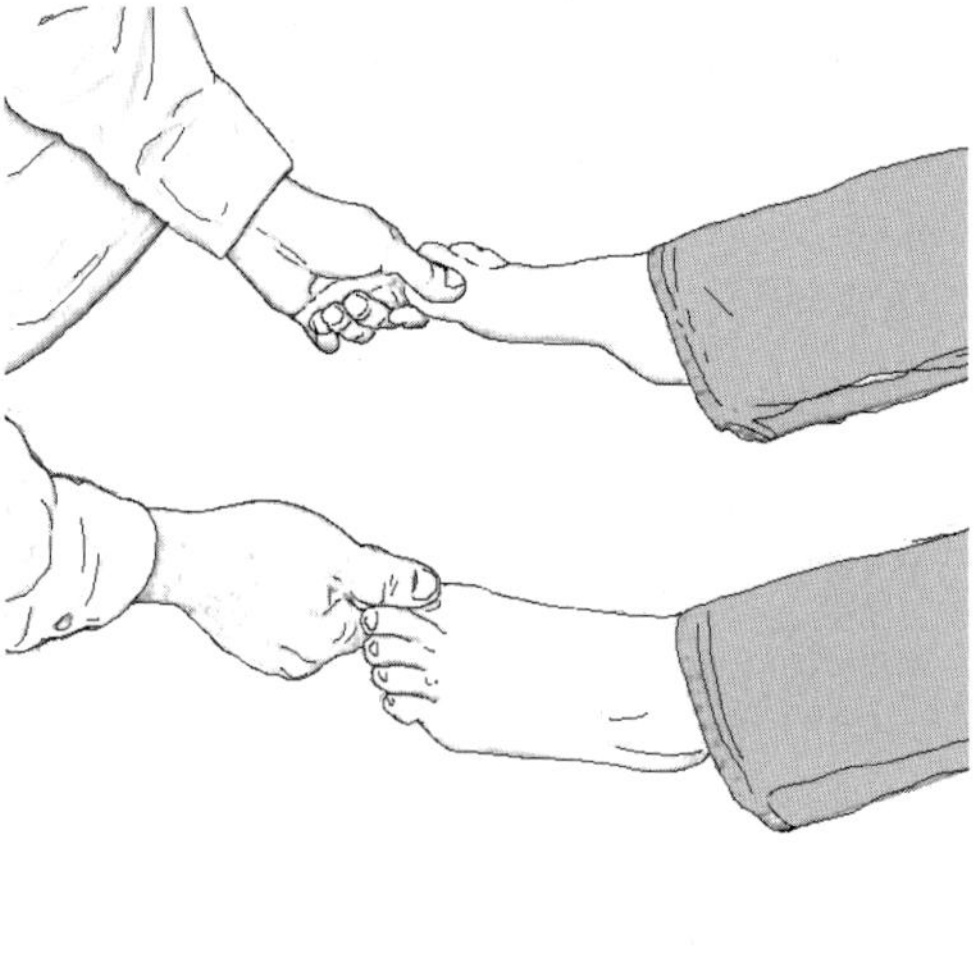

同じように脚の指を一本一本外側に向かって揉《も》み解《ほぐ》していきます。

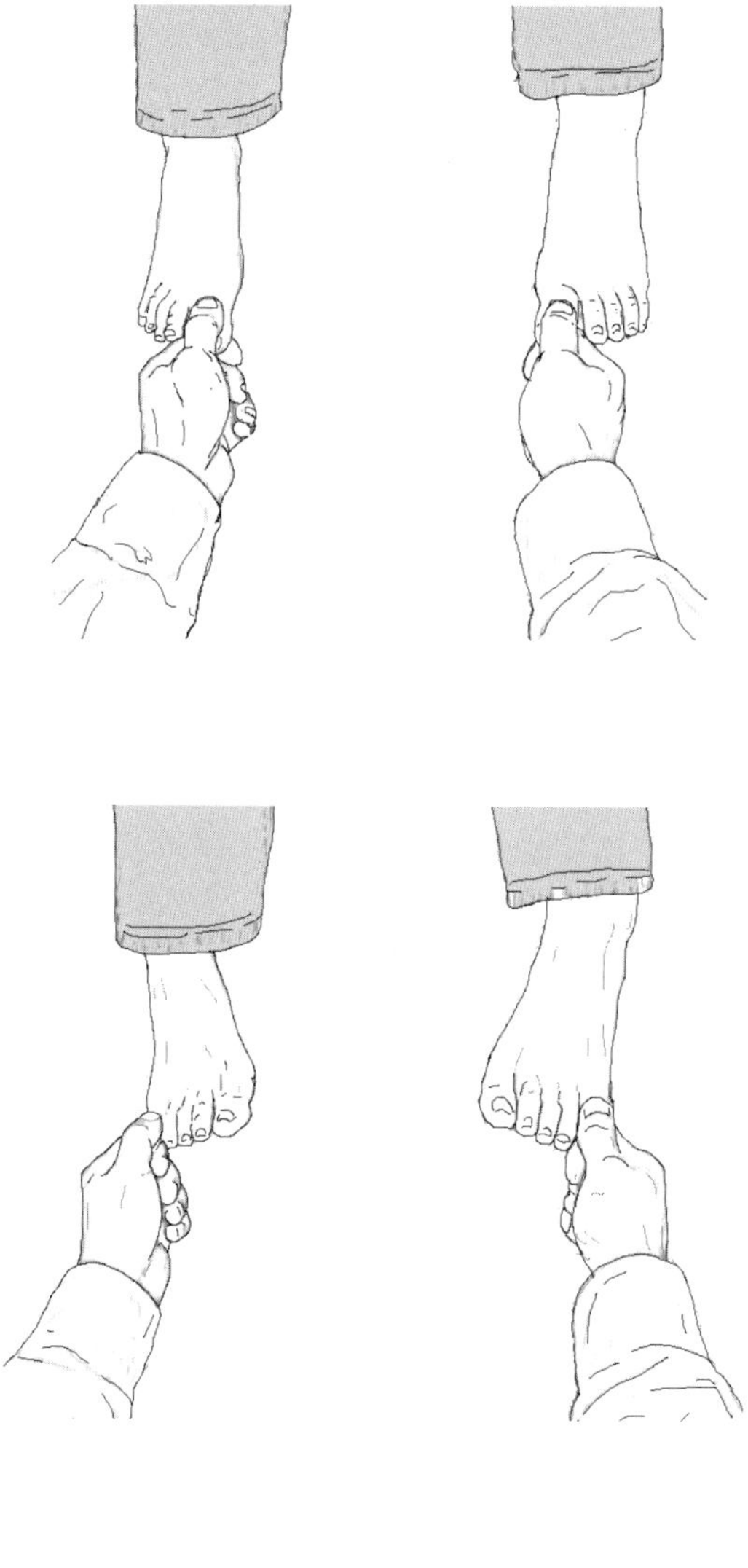

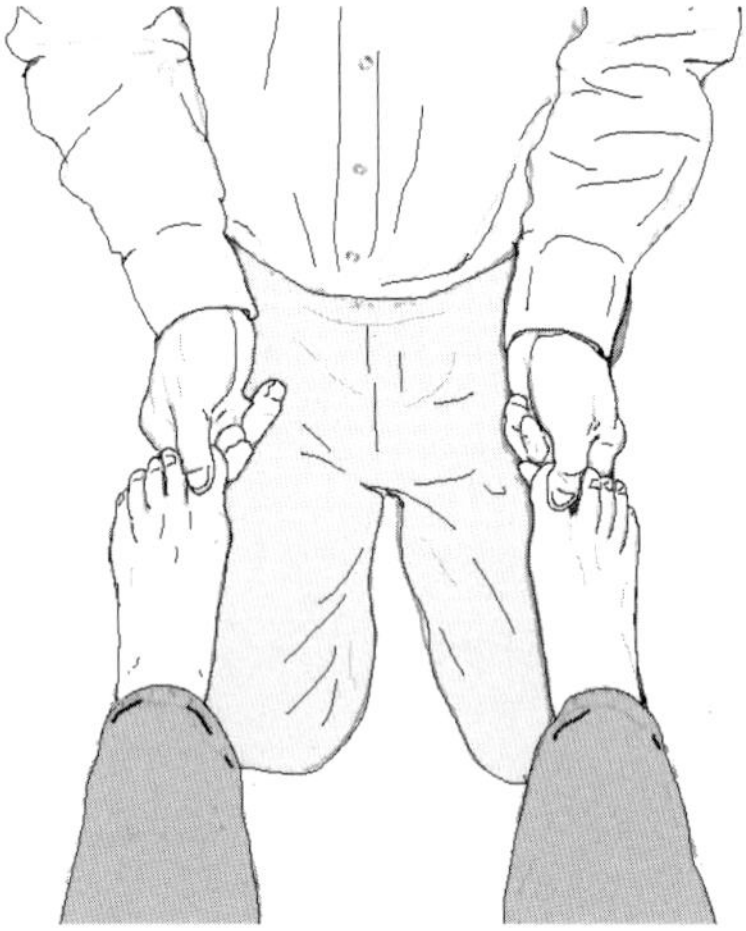

足の親指から小指に向かって

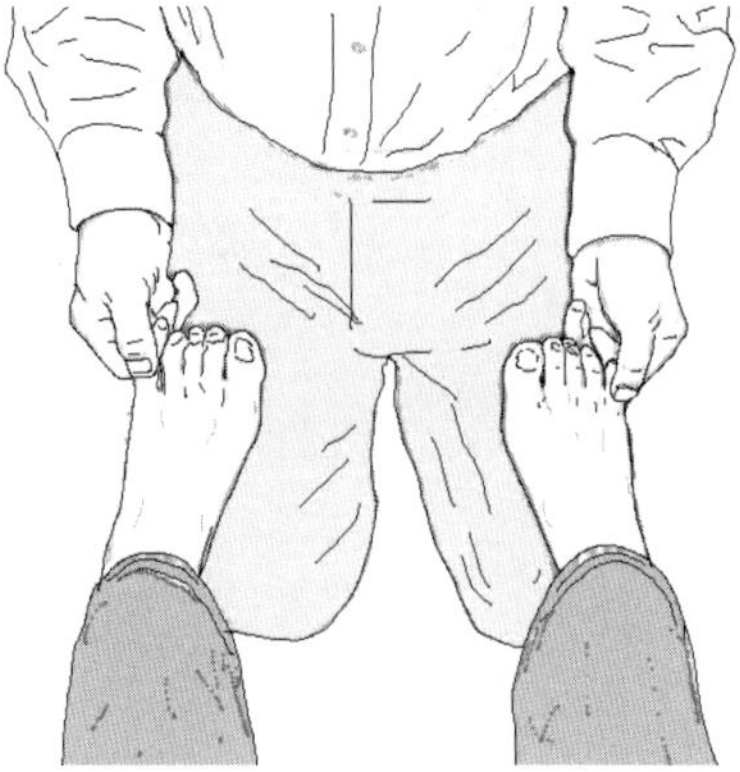

足の小指から親指に向かって

相手の両足裏の「湧泉」に「労宮」が当るように手を当て、軽く、チョンチョンチョンと、相手の体が揺れるくらいの力加減で押します。

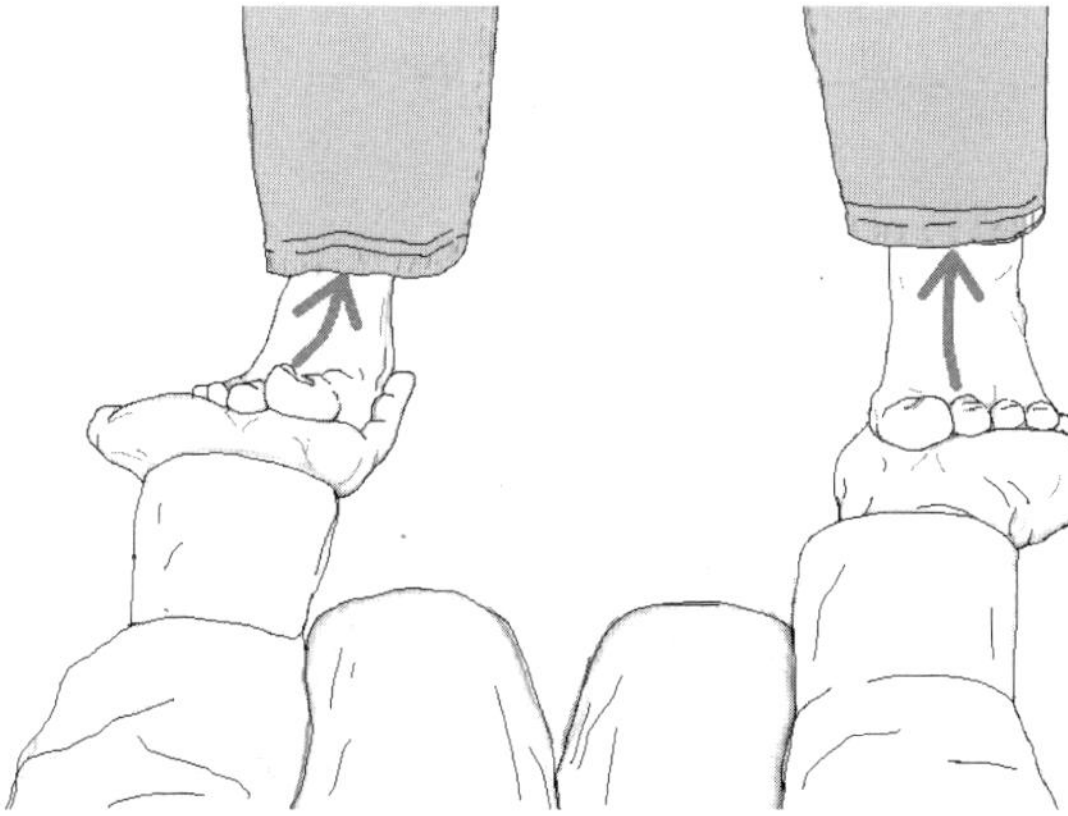

この後は相手の方に立ってもらい、横になった姿勢と同じような手順で払います。

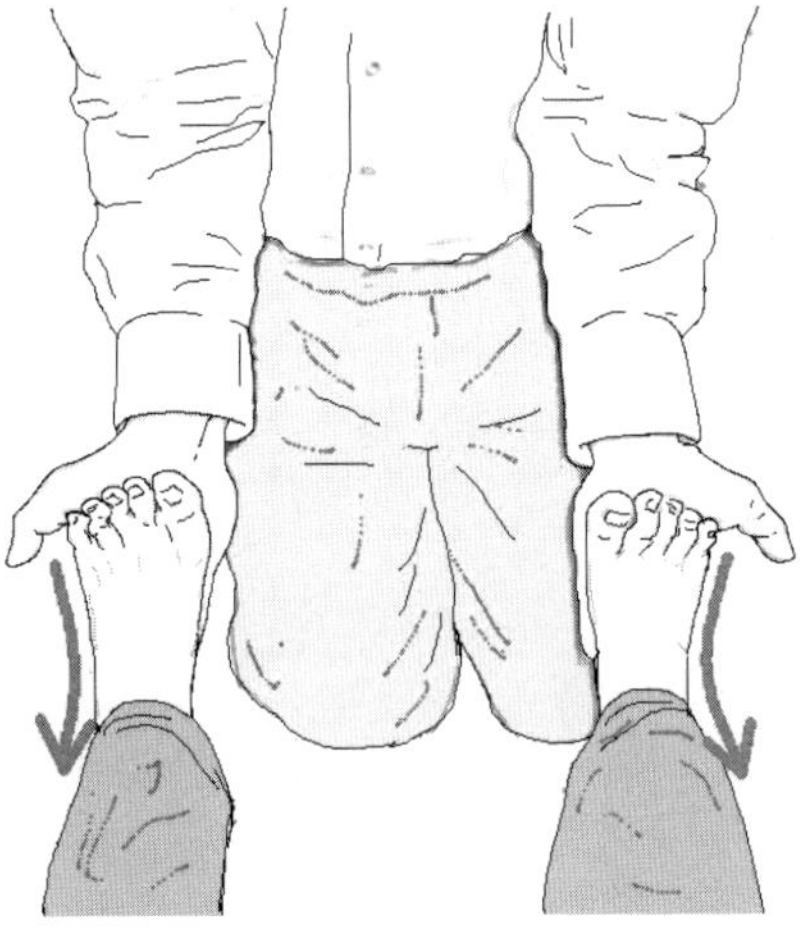

第3章　体験談

【体験談①】

これも「本」のおかげ!?

横山　ちひろ（仮名）

先生の前著「癒しの時代の健康法」が新聞に載っていて、何となく題名に惹かれて応募したら、プレゼント当選で本が送られてきました。

さっそく読んでみたところ、最初のハーブ療法のところが、簡単に誰にでも出来ると書いてあり、イラストが分かりやすかったので、ちょっとやってみようかなという気になりました。

ちょうどその頃、主人が仕事の配置換えから肩こりと腰痛がひどくなって、毎日つらそうにしていたので、本を片手に、夫をテレビの前の座布団にうつぶせに寝てもらいました。

いつも夫の肩をもんだりするときは、力いっぱいやりますので、夫はテレビを見ながら
「そんな力じゃ駄目だ、もっと力を入れないと…。」

などと言っていましたが、野球がおもしろくなってくると、どうでもいいのか何も言わなくなって夢中になってテレビを見ていました。

私は、イラストの通りに正確にやりたかったのですが、夫は頭を上げてテレビを見ているので、図のように両手を乗せたりは出来ません。

それでも、適当なところに手を置いて、『円を描くように』と書いてあるように、頑張って手が円になるように動かしていました。

自分の手なのに、簡単に円を描けないような気がするのは、なぜでしょうか?何となくぎこちない気がしました。それでもやっているうちに勢いづいてきて、リズミカルに円を描けるようになってきました。

あとで、先生のハーブ療法をしてもらう機会がありましたが、それに比べると、その時は随分力を入れすぎていたかも知れません。

本を脇に置いて、それでチェックしながら、大汗かいて一生懸命やっていました。

夫に、いつものようにどこがやって欲しいか聞くのも忘れて、ぎこちない手の動きがだんだんスムーズに動くようになってきたのが楽しくて、同じところを何回もやったりしていました。

ふと気が付くと、夫はいつのまにか、眠っているではありませんか。本当は仰向けになってもらってやるところまでと思っていたのですが、疲れているのかなと思い、その時はそのまま最後まではやりませんでした。

一応できるところのすべてが終わって片付け物をしていると、夫が
「なんだ、もう終わりか?」

などと言って起きました。

「風邪をひくから、お布団に入って寝たら?」

というと、起き上がって
「あれ? 随分体が軽くなっているよ。…肩も楽だし。」

とびっくりしています。

それを聞いて私もびっくりしました。

夫は立ち上がって腰を回したり、前屈したりしていましたが、腰の痛みもだいぶ楽になったと言って、機嫌よく寝室に引き上げていきました。

私は、何だこんなものか、と拍子抜けするくらい簡単だったので、ハープ療法がそんなに効果があるとは信じられない気がしましたが、夫は次の日も、

「おい、昨日のやり方でまたやってくれ。」

と言うのです。

今まで力いっぱい押したりもんだりして、私の方がやってもらいたいと思っていたくらいなので、こんな簡単でいいのなら、まぁいいかと、毎日せっせとやってあげていました。

そのたびに夫は途中から眠ってしまうのですが、目を覚ますと、「最後までやってくれ」と言って、仰向けの方もやるようになりました。

夫は、「肩の凝りをもんだ時のような、痛気持ちいい状態とはちょっと違う気持ちの良さなんだ」と説明しました。

そのうち、大学にいっている娘が春休みで戻ってきましたので、「この本を見てお父さんにやってあげてちょうだい」と頼むと、娘はゼミの先輩の肩をもんだりしているのだそうで、興味深そうに本を見ながら父親にハープ療法をやっていました。

夫は、「極楽、極楽」と言って、本当に気持ちが良さそうにしていますので、娘もだんだんおもしろくなってきたらしく、「お母さんにもやってあげる」と言ってくれました。

それではとさっそくハープ療法の初体験をすることになりましたが、強くもんでもらうのと違って、自分の体が身構えないですむことに気が付きました。それどころか、円運動というのは、こちらの体がぐらぐらして、隅々までゆるんでしまって本当にリラックスして脱力していきます。

体の奥のほうから、ほぐれていくような感じで、本当に気持ちが良いので、夫でなくてもすうっと眠くなってきます。

そして、終わった後は、体が軽くなった気がして、ボーっとなったような、すっきりしたような、なんだかサウナから出てきたあとのような爽快感がありました。

そして何より、娘も協力して、夫に毎日ハープ療法をしたおかげだと思いますが、夫の顔色がとても良くなり、会社でも仕事の意欲が湧いてどんどんはかどるのだそうです。

私も娘に何回かやってもらったおかげで若返ったような気がするし、実家に帰ったら、義兄にやってあげるように『ハープ療法』を姉に教えてあげたいと思っています。

【体験談②】

いつの間にか健康な体に・・・

大神　美智子（仮名）

私は、子供の頃からどことなく体が弱い子で、しょっちゅう熱を出しては親を心配させていたような子供でした。

幸い娘時代には随分健康になって、今の主人と結婚できたのですが、出産を機に、また体の不調が続くようになってきました。

それでもまだ子供たちが小さい頃は、なんとか一生懸命頑張っていたのですが、子供たちが大きくなって次々に家を出て行ってしまうと、今までの張り詰めていたものが一時に切れたようになって、毎日が体がだるくて、起きるのも一苦労、偏頭痛がして家事をやるのもやっと、という状態でした。

自分では、子供たちがいなくなってしまったので、その寂しさからきているのかなと思っていたのですが、それが何年も続くと、さすがにこのままではいけない思うようになりました。

友人からは、ボランティアに参加するなり、カルチャークラブに入るなり、積極的に外に出るようにするようにとアドバイスをされても、いつも頭が痛い、気分が悪い、と、冴えない表情をしているのでは、周囲の人に申し訳ないと、それもおっくうで、何もせず家でだらだらと過ごしていました。

そんな時に、友人のEさんに先生を紹介され、私は普通の病院以外は行ったことが無いので、ちょっとこわいような気がしましたが、このままずっと何も変わらないのはもっとこわいと思い、意を決して先生を訪ねることにしました。

初めて行った時、巣鴨のとげぬき地蔵商店街は、ちょうど四の日の「おまつりの日」だったので、屋台がたくさん出ていて、とても賑やかでした。

中国気功療術会は、そこから2～3軒ちょっと入っただけなのに、随分静かなところだなと感じました。

私は初めて会う人はとても苦手なんですが、すでに何人かの人が来ていて、先生とお話しているのを見ていたら、なんとなく安心してきました。気取らない、というのでしょうか、気が付いたら自分でも先生と随分いろいろなことをおしゃべりしていました。

始める前に、先生は手をグルグル回すような感じで、私の体を「診た」らしいのですが、すっかり「氣」がとどこおっていると言われました。

「氣」というのは、テレビでもよくやっていますし、最近良く聞く言葉ですが、「とどこおっている」と言われると、なんとなくそうだと納得できるようなところもあり、「氣」

がスースー流れるようになれば、なんだか体が良くなりそうな気がしてきました。

『ハーブ療法』というのをやってもらっている間は、とても気持ちが良かったのですが、

「これから氣功に入りますよ。」

と言われてからは、ちっとも何も感じませんでした。

こんなものかと思って家に帰ったのですが、その日は、いつもより家事が楽なのです。そう言えば、先生は「何回か通わないと急には良くならない」と言っていたな、と思い、夫と相談してしばらくこまめに通ってみることにしました。

3日後に行った時は、今度は「氣功」をやってもらっている時の感覚が、よく分りました。何だか、体の中を風がさわさわ動いているような感じがしたのです。

これが「氣」なのかと思うと、楽しくなってきて、通うのも楽しみになりました。

何回か通ううちには、場所がとげぬき地蔵の商店街というのもあって、帰りにあちこちの店を覗いてみたりするようになりましたが、体が不調だった頃にはそんな気持ちになれなかったなと今さらのように思います。

5回くらい通うと、もう体はいつの間にかごく普通の状態になっていました。体の具合が悪くなる時は、ちょっとでも痛いとすぐに分かりますが、良くなる時は、いつの間

にか良くなっているので、なかなか気がつかないものです。

以前のように、頭痛で昼間から布団に入って寝ているなんてこともなくなりましたし、夫も、私が疲れた疲れたと言わなくなったと喜んでいます。

今でも、1～2ヶ月に一回くらいは先生の所にお願いしていますが、同じ調子が良いと言っても、ますます調子が良い状態になってきているので、本当にありがたいと思っております。

【体験談③】
膝の痛みが軽くなって

沼田　紫乃（仮名）

夫が生きていた頃は、近くの鍼灸師のところまで、よく車で乗せていってくれました。

しかし夫が亡くなって東京の息子の所に同居するようになってからは、近くに知り合いもいないし、また、膝が痛くて出歩くのも大儀なので、まったく外に出歩かなくなり、余計足腰が弱ってしまいました。

心配した嫁が会社の人から聞いてきたという氣功の先生のところに、息子が連れて行ってくれました。

私はいつも通っていた田舎の治療所とは随分勝手が違うので最初は用心していましたが、体に触りもしないで体を『診断』して、それが全部当たっていたので、これはすごい先生かも知れないと思い直しました。

今まで、膝の痛みは、病院でいくら検査しても原因が判らず、年のせいかと半分はあきらめていたのですが、それでも「どこそこの温泉に行ったら治った」、「どこそこの先生にかかったら治った」、なんて聞くと、私も、と思わずにはいられません。

あちこち行って試してみても、これといったものがなく、今回もあまり期待してはいなかったのです。ところが、終わって家に帰る途中、すでに膝の痛みがかなり軽くなっていて、とても嬉しかったです。

息子や嫁のお陰で、何度が通ううちに、大分痛みがなくなってきましたので、今度は一人であちこち出歩けるようにもなりました。

以前から趣味だった短歌の会が近所にあるのを知って参加させてもらうことなり、知り合いも増えたし、何とか都会の生活にもなじんでこられるようになってきました。

ありがとうございました。

【体験談④】
気功師として

浜島　鳳翔

私は塩原の温泉で氣功師をしていましたが、縁あって先生の弟子になることになり、本格的な中国の医療気功と、自分の体の「氣」をコントロールして健康を増進する内気功（氣功体操）を伝授していただきました。

その時ハープ療法も同時に教えていただいたのですが、正直に言うとはじめは少し軽く見ていました。

私自身がハープ療法によく似た療法をしていたというのが、大きな理由でもありますが、どこが違うのかと思っていました。

私自身はそのやり方で、温泉にいらっしゃる方々の病気が、顕著に回復したという自負がありました。

それでも、入門金を納めてせっかく先生の弟子になったからには、それなりに修めなくてはと、「自分のやり方」はとりあえず脇に置いて、まずは先生に教わったやり方をそのとおりなぞってやってみてやろうという気持ではありました。

そうして自分のところにいらっしゃる方に「ハープ療法」を繰り返し施術していくう

ちに、この療法はとんでもなく完成されたやり方だとつくづく感じてくるようになりました。

私はもともとがプロですから、何も言わなくても相手の方の痛いところも判りますし、それに対する処方も知っています。

しかし、それまでの私のやり方は、先生の「円運動」と違って、「往復運動」でした。それは、わずかな違いのようで、大変な違う結果をもたらすことが、経験すればするほどわかるようになりました。

なでるでもなく、もむでもない、独特の手の動かし方が、「氣」を体の奥、深く深く入っていかせるのがやればやるほど実感できます。

それまでは、相手の方の具合の悪いところだけ、集中的にやっていることが多かったのですが、トータル的に接していく習慣も身に付きました。

今までのやり方から「ハープ療法」に切り替えるときには、多少とまどいもありましたが、結果的には「(今までの能力)＋(アルファ)」という図式になり、その(アルファ)がどんどん大きくなって来ています。

常にそれに耳を傾けるということは、何に置いても大事なことですが、ハープ療法も、常に相手の方の体の声に耳を傾けることが大きな結果をもたらすのではないでしょうか。

たくさんの方がハープ療法の素晴らしさに出会えることを願ってやみません。

【体験談⑤】

ハープ療法を実践して

上村　英男

ハープ療法というフレーズを私が初めて聞いたのは、先生のところに通い出してまもなくのことでした。

その時は、ハープ？一体何のことだろう？という感じで想像がつかなかったのですが、聞いてみれば人体波動氣功調整法を略したもの。それも誰にでもできる療法ということでさら興味が湧きました。

私自身も気功や各種ヒーリングなどを行い、人の癒しに携わる仕事をしていますので、その仕事にプラスアルファになればいいなと考えたのです。

先生からハープ療法についての指導をしていただくなかで、理論的なこともシッカリと教えていただきました。

皮膚へのほんの軽い接触で、気を入れる、あるいは気を抜くことによって身体全体の波動調整を一度に行ってしまうという、とても魅力的な療法だということが分ったのです。

このハープ療法は受け手にも負担をかけないですし、何より施術者が疲れないというところも良いところでしょう。

私は実際に浜島先生によるハープ療法を受けたことがあるのですが、開始から数分後には体中とても心地よい感じになり、うとうととしてきて眠ってしまいそうになるくらいでした。

そして施術を終わってみると身体が軽くなったことを実感しましたし、程よく筋肉が緩み血行が良くなりました。さらに心のリラックスが得られたことも驚きの一つでした。

近年、さまざまな病気がストレスに起因することが分かってきていますが、そのストレスをいかにして解放させるかということについては難しいところです。

ストレスケアをいかにして・・・という、そんなテーマを抱えつつ様々なヒーリングやセラピーを行っている私自身も、家族やクライアントにハープ療法を実践していますが、多くの方々から「とても気持ちよかった。」「大変リラックスできた。」と喜びの声をいただいております。

その中でも慢性的な首・肩・背中の凝りに悩んでいたパソコンオペレータの女性は、

今までに色々なマッサージや整体などにも通ったそうですが、数日するとすぐにまた元の状態に戻ってしまったり、時には凝り返しのような反応が出て余計に辛くなっていたとのことでした。

しかしハーブ療法では凝り返しのようなものはなく、スッキリと爽快な気分になれて良かったと肉体面、心の面とで効果を体感されていたようです。

やはり私が初めて施療を受けたときと同じように、施療中に寝てしまわれる方がわりと多いです。

ただ単に眠いというだけでなく、リラックスがもたらされたからこそそういう状態になるのではないかと思っています。

このようにリラクゼーション効果の高いハーブ療法は、ストレスケアにも大変役立つものだと実感しました。

強い力もいらず、特別な知識もいらず、道具もいらず、なおかつ誰にでもできますので、ちょっとした時間に家族にでも気軽にしてあげると喜ばれるのではないでしょうか。

病人やお年寄りの介護にも役立つことと思いますし、また癒しに関わるお仕事をされている方も、今のお仕事にハーブ療法をプラスされると良いと思います。

今は様々な人が癒しを求める時代。〝誰にでもできてさらに効果的〟なおかつ〝シンプル〟ということはとてもありがたいことです。

また、人間同士のふれ合い（触れ合い）が少なくなったといわれている今において、ふれ合いの機会を作るきっかけにもなるのでは？　というようにも思っています。

これからもハーブ療法を実践していき、さらに仕事にも良いプラスアルファにしていきたいと思っています。

【体験談⑥】
痩せて健康になったら人生に自信が持てるように

牧村　花織（仮名）

私自身も、自分では太っている方だとは自覚はしていたんです。でも、もっと太っている人はたくさんいるし、自分はまだまだと安心してたところがありました。

ちょっとしたきっかけで先生に氣功をやってもらうことになったのですが、いきなり、

「あなたは痩せたほうがいい。」

なんて言われて、ちょっとビックリしました。

そりゃあ私だって、いつも体の具合は不調だし、朝から頭が重かったり、体がだるく

て動くのがつらかったり、痩せたほうがいいかなとは思っていました。

先生といろいろお話をして、自分が今まで、テレビでやっていた『効果的なダイエット』をちょっとやってみたり、痩せる本を買ってみたり、ダイエット食品をちょっと試してみたり、エアロビックスの教室に通ってみたり（あんまりハードなので私には向いてないと3ヶ月で辞めちゃいました）、どれもこれも中途半端で『ダイエット』の「つまみ食い」をしていたことに気が付きました。

意思の弱い私は、自分で「決め」てもなかなか貫けないので、先生の指導の元で、痩せるための方法をやってみようと思いました。

先生の、

「あなたの健康のために痩せなさい、このままでは本当の病気になるよ。」

と言うのも、キーワードでした。

本当にそうなるかも知れないと、自分でも少し感じていたんです。

食べれば太る、食べなければ痩せる、これが基本で当たり前のことです。今まで「食べて痩せる」式の健康法に吸い寄せられていましたが、どれもこれも私には効果が無かったのをみると、やっぱり基本にもどるしかないかなというのも納得です。

とにかく十日間ということだったので、その間だけ我慢して、あとは健康ではつらっできればいいんじゃないか、という気持ちになりました。

先生に1時間くらい「氣」をいれていただき、水にパワーを入れてもらって、さっそくその日から始めました。

さすがに3～4日は『食べたい』気がしていましたが、日頃、面倒くさくてやらなかったことをせっせとやって気を紛らわしたりして、なんとかこの『食べたい』クリアしました。

そうすると、そのあとはずっと楽です。先生が言うには、

「頭が、食べたい、と思うだけだ」だって。

結果的に私は十五日間続けましたが、すっかり体が軽くなって、体調も上々。それは始める前から想像がつきましたが、一番の変化は、自分の心の中です。

自分の体型が変わって、あきらめていた服が着られるようになると、何だか自信もついてきて、今までなるべく目立たないようにしていた自分が、背筋を伸ばして歩いているんです。

お友達に会って、驚かれるのも楽しいし、張りがあるって言うか、体の中からパワー全開って感じで、何をやってもうきうきして、体が軽いので面倒だったことも今はお気軽にできるし、かっこいい男の子に声をかけられたりして、「やったー！」って感じです。

みんなに「キレイになったね」って言われるし、私が知ってる子には教えたくないけど、これを読んで、自分でちょっと太ってててダサいって思っている人は、やってみるといいと思います。

あとがき

浜島　雲恵

太古の昔から、人類は病苦と闘ってきました。魔を払い、邪を追い返して、健康になることこそ、人間の歴史の中で、多くのエネルギーを割いてきた部分と言わなければなりません。

私は、小さい頃から『摩訶不思議なこと』に興味がある子供でした。

成人してもなお、念力療法の研究などをしたり、お化けやその他の類が大好き人間なので、私のことを変人だと言う人もいますが、本人としては自分のことをごくごくまともな人間だと思っています。

はじめのころは念力療法を研究していたので、人に頼まれて重病の人を念力によって癒すことをしていたのですが、これは大変に体力を消耗することでした。

そんな中で「氣功」というものが中国にあることを知り、これこそ、自分が求めていたものだと感じたのです。

私の中に、直接本物の「氣功」に触れてみたいという強い願望があり、早速、中国に行くことにしました。

当時は中国に渡航するのも手続きが煩雑で、現在のようにいとも簡単に、中国旅行をするようなわけにはいきませんでした。

さすがに中国には高名で実力のある氣功師がたくさんいました。その当時の私は、氣功を学びたい気持はいっぱいの貧欲さの塊でしたが、日本人にはなかなか門戸を開いてくれないばかりか、やっとの思いで入門しても、いっこうに教えてはくれないなどはざらでした。

しかし、何度も中国に渡ることによって、信用を得、少しずつ教えを受けることができ、実力を得ることができました。

そしてその結果、私は日本人として１９９０年には、瀋陽市の氣功病院から、氣功医師として招聘されるまでになれたのです。

東京で、瀋陽の氣功医院の氣功医師として後進の指導をすることに決め、同時に氣功による施術を始めた頃は、本場中国の氣功治療そのままに、「触らない」氣功を行っていました。

ところが、そのやり方は、押したりもんだりする治療に慣れている日本人には、なかなかなじめないらしく、私自身も、氣功施術の物足りない感じを補うような何か良い方法はないかと暗中模索していました。

そして私は自分自身を実験台にして、様々な治療を体験した結果、十年の歳月をかけて、ハープ療法を編み出し、さらに年月をかけて改良してきました。『もうこれで良い』と思っても、またさらに良いと思われる方法（アイデア）が出てきて、研究に終りが無かったのです。そしてようやく完成したのはごく最近のことです。

それだけにハープ療法には絶大な自信を持っています。

自画自賛ですが、私自身「ハープ療法」は、今までの療法の中で最高のものではないかと思っています。

『誰にでも出来る』、それは西洋医学の知識も、中医学の理論も、ツボや経絡なども知らなくても、ハープ療法の手順に則って行えば、何十年もかけて経験を積んできた治療家にも匹敵する効果を期待できる、ということが最大のポイントです。

最近、テレビ放映でもありましたが、自己治癒力を高めるのには、強い力で押したりもんだりするより、体に対して軽くアプローチする方が、はるかに効果があるということが立証されています。

ハープ療法は一言で言うと、むずがって泣いている赤ちゃんを寝かしつけるように優しく癒す方法で、皮膚への軽い刺激によって、人体にとどこおっている「氣」の流れをスムーズにします。

「氣」は生命エネルギーそのものであり、誰でも持っています。皮膚に軽く円運動の刺激を与えることによって、気血・リンパの流れが良くなり、「氣」が内臓の深部まで届き、全経絡に行き渡る方法なのです。

氣功施術をする立場から言うと、疲れないのもこのハープ療法の特徴です。俗に言う、「治療病」みたいなものが一切ありません。

皮膚をいじめないから施術を受ける方が非常にリラックスできますので、やってもらう人も喜びます。

私は、この簡単に覚えられて効果の高い「ハープ療法」を、より多くの人に覚えていただき、薬物になるべく頼らないで健康を維持し、毎日を生き生きとエンジョイする生活を送って欲しいと願っています。

「ハープ療法」は、とどこおった「氣」を体の中に回すだけの療法ではなく、「氣」のとどこおった部分をすみやかに解除し、外に出せる療法ですが、それをもっと積極的に行う「氣功療法」も、機会があったらぜひ覚えて欲しいと思っています。

私の探求の旅はまだまだ終わっておりません。世の中に、私の知らないさらに素晴らしい癒しの方法があればぜひ学んでみたいと思っております。読者の中で、ご存知の方がいらっしゃればご一報いただければ幸甚です。

浜島　雲恵（はまじま　うんけい）

群馬県生まれ。1990年６月、中国・瀋陽市気功医院より正式に気功師の認定を受ける。テレビや雑誌などで中国気功の第一人者として取りあげられ、活躍中。東京都内に中国気功療術会を開設し、難病などで悩んでいる人たちの治療にあたっているほか、プロの気功師を目指す後進の指導を行っている。

現在、中国氣功療術会会長、
アジア氣功科学研究会幹事、
旧中国瀋陽市氣功医院氣功師、
中国中医研究院広安門病院東京連絡所

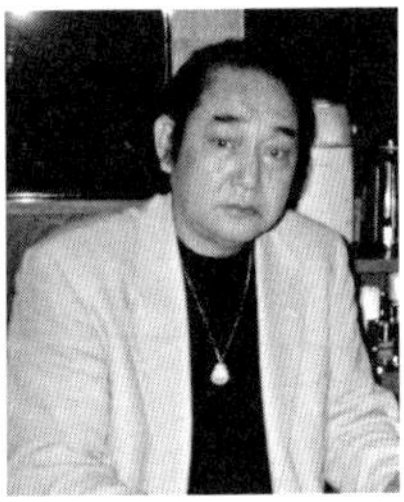

誰にでもできる癒しの氣功 **ハープ療法**

2003年５月20日　第１刷発行
2012年３月30日　第３刷発行

著　者　浜島 雲恵
発行者　谷口 直良
発行所　㈱たにぐち書店
〒171-0014 東京都豊島区池袋2-69-10
TEL. 03-3980-5536　FAX. 03-3590-3630
http://t-shoten.com　http://toyoigaku.com